ハーバード大&パリ大医学研究からの最新報告

【図解】毛細血管が寿命をのばす

医師・医学博士・ハーバード大学医学部客員教授
根来秀行
Hideyuki Negoro

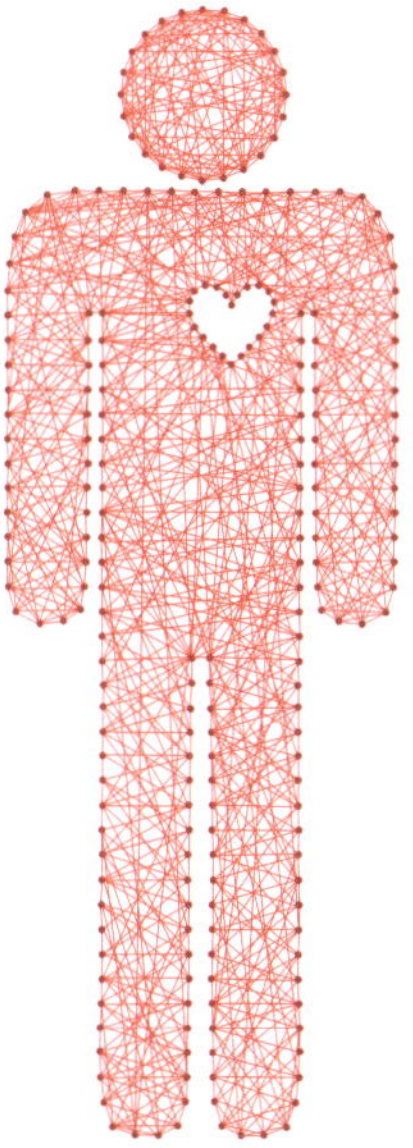

青春出版社

はじめに

病気にならない、老けない体をつくる「毛細血管力」

「健康長寿の秘訣をひとつだけあげてください」と聞かれたら、私は迷わず「血管です」とお答えします。なかでも重要なのは、「毛細血管」です。

血管と聞くと真っ先にイメージしがちな動脈や静脈などの太い血管は、実は全体の1％に過ぎません。全身の血管の99％を占めるのが、本書の主役である「毛細血管」です。この毛細血管の働き、すなわち「毛細血管力」を高めることが、病気にならない、老けない体をつくる決め手なのです。

日本は、世界的に長寿国として知られており、２０１５年の平均寿命は男性80・79歳（世界４位）、女性87・05歳（世界2位）です。一方、死因を見ていくと、1位はがん、2位は心疾患、3位は肺炎、4位は脳血管疾患となっています。2位の心疾患と4位の脳血管疾患は、まさに血管の病気です。1位のがんは免疫と関係が深く、その免疫力アップには毛細血管の働きがかかわっています。

また、平均寿命とは別に「健康寿命」という考え方があります。介護や寝たきりにならずに日常生活が送れる期間のことで、２０１３年の平均寿命と健康寿命との差は、男性で約9年、女性で約12年となっています（厚生労働省調べ）。介護や寝たきりの原因には脳卒中や認知症がありますが、これらも血管のトラブルが引き起こしていることが多いのです。

命取りになるような血管の病気には、動脈などの太い血管が関係していますが、全身にくまなく張り巡らされている毛細血管は、すべての病気に関係しているといっても過言ではありません。また、なんとなく調子が悪い、疲れがとれないといった不定愁訴が続いている場合は、毛細血管のトラブルが潜んでいる可能性があります。なぜかというと、毛細血管は私たちの全身の細胞に、酸素や栄養素といった重要な物質を届けると同時に、二酸化炭素や老廃物を回収しているからです。この作業がうまくいかないと、細胞の機能が低下し、病気や老化などを引き起こしてしまいます。

このように、病気や老化と関係が深い毛細血管ですが、最近になって、傷ついた場所を自ら修復したり、ときには新しい血管を増やしたりといった、さまざまな働きがわかってきました。そこで本書では、最新の医学研究をもとに、毛細血管の働きを高める具体的な方法をまとめました。この「毛細血管力」を高めるアプローチは、「血管力」全体をアップさせ、大きな血管の病気を防ぐことにもつながります。

私は医師として、日本だけでなくハーバード大学やパリ大学にも籍を置き、研究をおこなってきましたが、「病気になったとき」の対処法はもちろん、「病気にならないため」に日頃からケアすることの大切さを日々痛感しています。多くの場合、病気は突然起こるのではなく、それまでの生活の積み重ねから起こっています。今の毎日の過ごし方が、未来の健康のカギを握っているのです。

普段の生活のなかで、血管、ましてや毛細血管に意識を向けることは、これまでほとんどなかったかもしれません。本書との出会いをきっかけに、「毛細血管力」を高め、いつまでも健康でいるためのヒントに役立てていただければ、医師としてこんなにうれしいことはありません。

「毛細血管力」アップで起こるうれしい変化

若々しくなる

肌や髪の新陳代謝にも、毛細血管がかかわっています。毛細血管を通じて届けられた栄養素が、新しい皮膚や毛髪、頭皮をつくってくれるのです。

また、睡眠中に分泌される成長ホルモンやメラトニンは、アンチエイジングの働きがありますが、毛細血管はこれらのホルモンを全身に届けます。

病気を防ぐ

たとえば糖尿病。血糖値が高くなる病気として知られていますが、その合併症（腎障害、網膜症、神経障害）は実は毛細血管の病気。

また、認知症は脳の毛細血管の流れが悪くなることで起こりますし、全身の毛細血管も流れが悪くなれば、細胞の機能低下が起こり、それが病気につながります。元気で長生きするには毛細血管を守ることが大切です。

冷え性改善

全身を巡っている血液には体温調節の役割があります。暑いときや寒いとき、血流を調節することで体温を一定に保っているのです。女性は特に冷え性に悩まされている人が多いと思いますが、冷えを解消するには毛細血管を増やすのが一番。

血流がアップすれば手足の末端まで温かくなっていきます。

免疫アップ

私たちの体には、ウイルスや細菌といった外敵が侵入したとき、対抗するしくみが備わっています。それが血液中を流れる白血球やリンパ球などの免疫物質。これらは血管内を移動してトラブルが起きている場所に駆けつけます。毛細血管の機能が低下したり数が減ったりすると、ウイルスや細菌、がん細胞などを抑えることができなくなってしまいます。

ハーバード大&パリ大医学研究からの最新報告
図解 毛細血管が寿命をのばす

目次

第1章 病気も老化も「毛細血管」が原因だった！

第2章 健康寿命をのばす！「毛細血管力」の高め方

第3章 毛細血管にいい習慣、悪い習慣

第4章 ホルモンと自律神経が決め手！毛細血管を強くするヒント

本文デザイン・DTP　ベラビスタスタジオ
本文イラスト　上田惣子
編集協力　樋口由夏
カバー写真／ davorana ／ Shutterstock.com

Dedicated to
Hisao,Chiwako,Yoshie,Akiko,Machiko,Nicolas,
Timothée Negoro,Alexandre Musnier,Fumio,
Mayumi Murata,Bradley Denker,Vijay Yanamadala,
Jeremy Duffield,Christos Chatziantoniou,
David Sinclair,Barry Brenner,Joseph Bonventre,
Jack Szostak,Jeanne Duffy and Charles Czeisler.

第1章

病気も老化も「毛細血管」が原因だった！

健康長寿の秘訣は毛細血管にある

毛細血管は髪の毛の10分の1程度しかなく、赤血球が1つやっと通れるくらいの細さしかありませんが、実に驚くべき機能を備えています。毛細血管は動脈や静脈と異なり、基本的には内皮細胞1層から成りますが、この内皮細胞がさまざまな物質を分泌し、血流をよくしたり血管を守るといった働きをしています。

さらに最近、毛細血管の新しい働きがわかってきました。それを助けるひとつが周皮《しゅうひ》細胞です。周皮細胞（壁《へき》細胞、ペリサイト）はその名の通り、毛細血管のまわりにからみつくようについており、血管を締めて漏れを防いだり、血管が傷ついたり隙間ができたときに修復をおこなっています。

実はこのような毛細血管の修復機能は、血管の内部にも備わっています。それが血液中のアクセサリー細胞（代表的なものとして「血管幹細胞」「血管内皮前駆《ぜんく》細胞」など）と呼ばれるもので、傷ついたところを内側から修復しています。

また、重要な毛細血管が途切れてしまったときには、毛細血管が枝分かれして増えていくこともあります。それが「血管新生」です。毛細血管が傷つくと、「血管内皮成長因子（ＶＥＧＦ）」が分泌され、アクセサリー細胞が傷ついた場所に集まり修復を促します。同時に、周皮細胞も外側からサポートして、新しい毛細血管がつくられるのです。動脈や静脈の数は生涯変わることがありませんが、毛細血管はいくつになっても自分で増やすことができます。健康長寿のカギはまさに毛細血管が握っているのです。

毛細血管はこうなっている

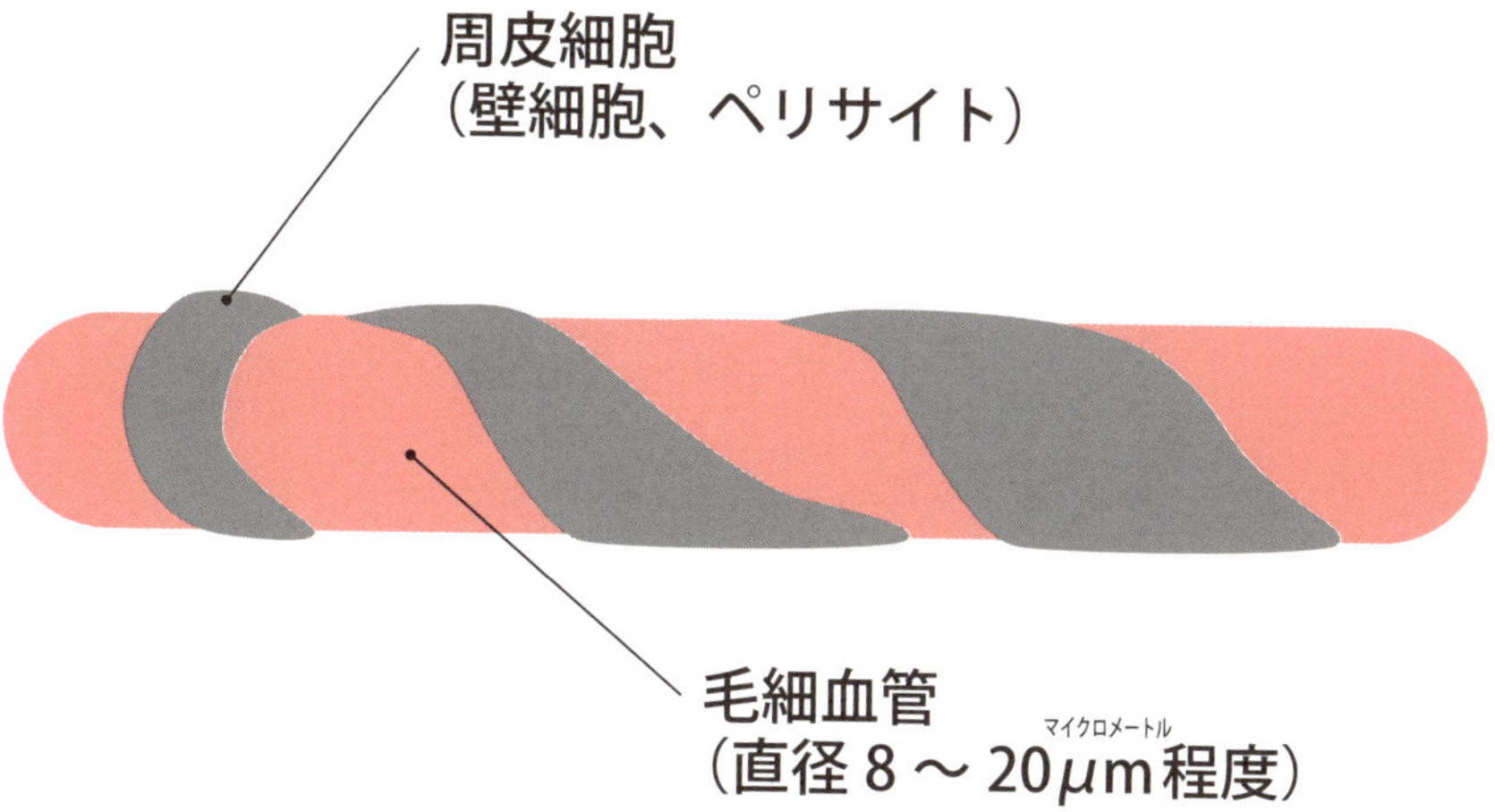

断面図

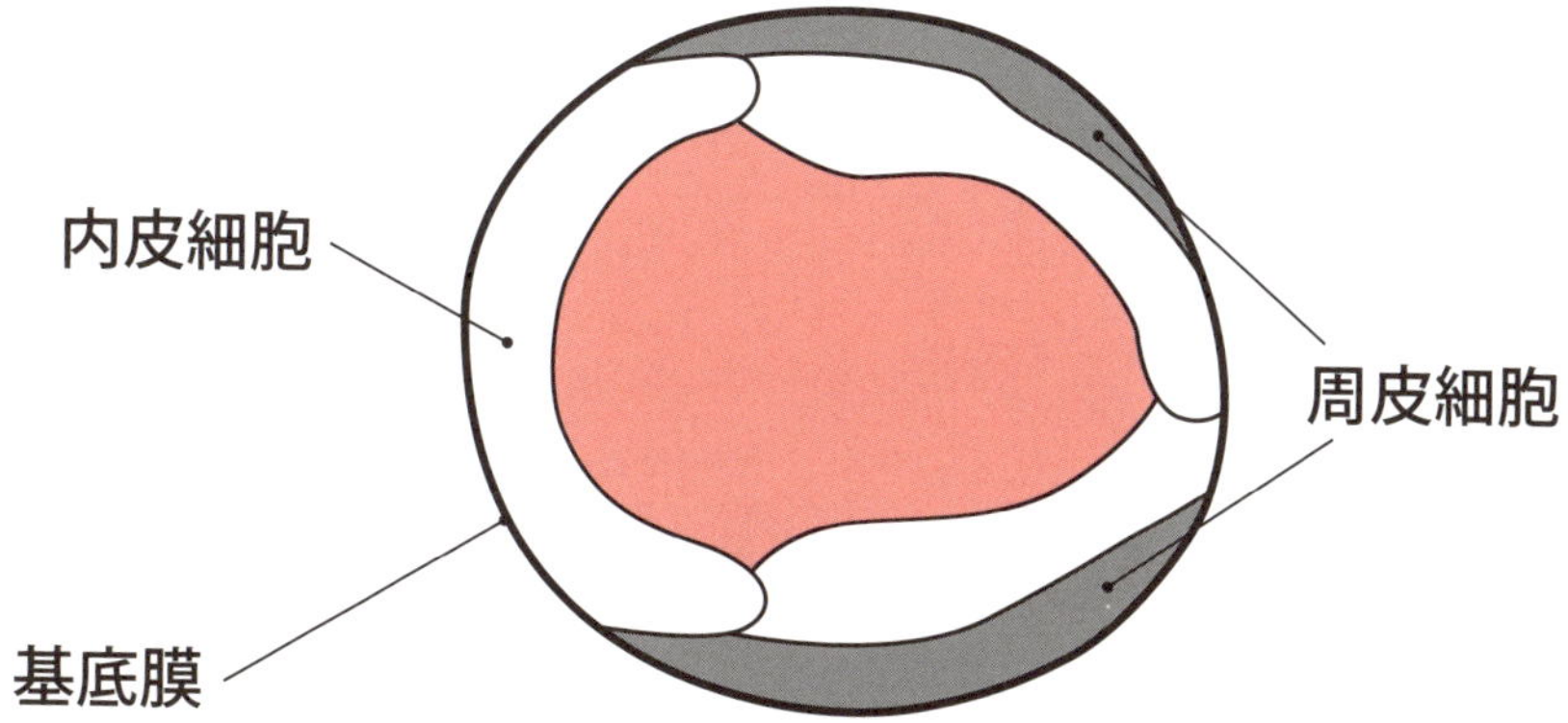

毛細血管のなかには、酸素や栄養素のほかにホルモンや免疫物質が流れており、体の働きを調整したり、細菌やウイルスが侵入した際、排除する働きを担っている

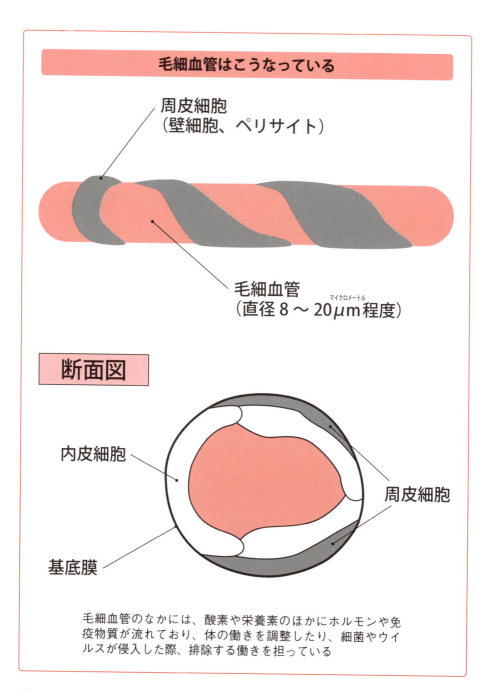

ひそかに進行している毛細血管の病気

血管は人間の体のなかでとても重要な役割を果たしている「臓器」といえる存在です。そしてこの重要な臓器にも、障害が起きることがあります。日々の習慣のなかで血管が傷ついていけば、それが積もり積もって命取りになる病気につながっていきます。とくに動脈に障害が起きると、大きな病気につながりやすいのはご存じの通りです。そこに至る過程としては、まず慢性的な動脈硬化があります。それを背景にして時には急激に命取りになるようなトラブルも起こりえます。

ここで動脈の病気をいくつか紹介しましょう。血圧や脂肪、コレステロールなどが高く、血管のある部分が傷つくと、そこに血液を固めようとする物質が集まってきて変性が起こります。それが動脈硬化につながります。このような状況が全身で発生した場合、とくに胸部や腹部の大動脈で起これば大動脈瘤《りゅう》につながります。また動脈硬化で硬くなった大動脈が裂けることもあります。これが大動脈解離《かいり》。また、生命にかかわるものとしては虚血性《きょけつせい》心疾患があります。心臓に血液を送る冠動脈は3本あります。この冠動脈がせまくなったり、ふさがったりして、その先の心筋が酸素不足になる疾患を、虚血性心疾患といいます。虚血性心疾患はあまりなじみのない言葉かもしれませんが、狭心症や心筋梗塞といえば、みなさんもピンとくるのではないでしょうか。動脈が詰まったり切れたりすれば、突然死につながる確率も高くなります。このような太い血管の病気は命取りになることもありますが、比較的健診などでおこなわれる検査で見つかりやすいものともいえます。

一方、毛細血管によるトラブルは、一般的な検査などでは見つからないことがほとんどです。毛細血管が詰まったからといって、一瞬で生命を奪ってしまうということはありません。しかし、毛細血管の機能低下が起こると、その毛細血管が血液を届ける臓器の機能が徐々に損なわれていきます。健診では引っかからないが体調が悪いという場合、毛細血管レベルでの異常である可能性が高いでしょう。細い血管とはいえ、毛細血管は動脈や静脈とは比べものにならないほどの量で全身にくまなく張りめぐらされ、大きな役割を果たしています。毛細血管がダメージを受ければ、ゆっくりとではあっても、確実に代謝が低下していきます。じわじわと進行していく怖さがあるのです。

脳の毛細血管が徐々に詰まっていくと、微小な脳梗塞が起こり、結果的に認知症を引き起こす可能性もあります。また、毛細血管のダメージによって胃炎や生理痛、更年期障害になることもあるほか、肩こりや腰痛、シミ・シワ・たるみ、さらに、抜け毛や薄毛、白髪を招く可能性もあるなど、影響は全身に及びます。

毛細血管は、たとえその一部が壊れても自覚症状はまずありません。またそれをサポートするように、別の毛細血管が発達することもあり、それ自体が致命的なものにはならず、非常にわかりにくいものです。ですが、進行すれば「塵《ちり》も積もれば山となる」で、症状が出てきます。逆にいえば症状が局所に出はじめる頃には、すでに全身に影響が及んでいる可能性もあるということです。これが毛細血管のトラブルの怖さです。ですから、症状が出る前に対策を打つことが不可欠なのです。

日常生活のなかで大きな支障がなければ、毛細血管まで意識がいかないのも無理はありません。でも、私はそれこそが生活習慣病が減らない、むしろ生活習慣病予備軍が増えている要因ではないかと考えています。

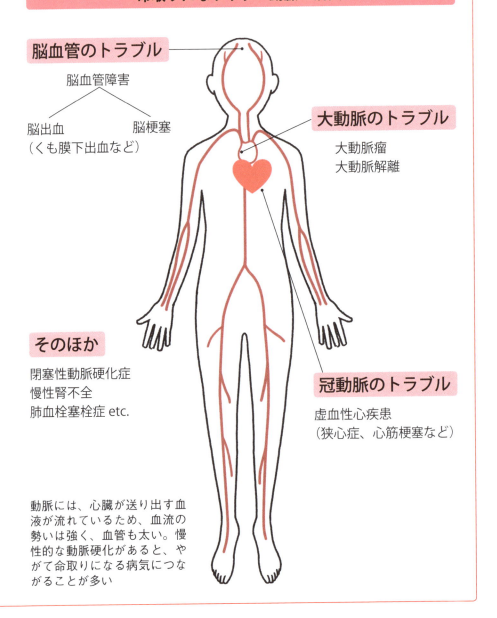

命取りになりやすい動脈の病気

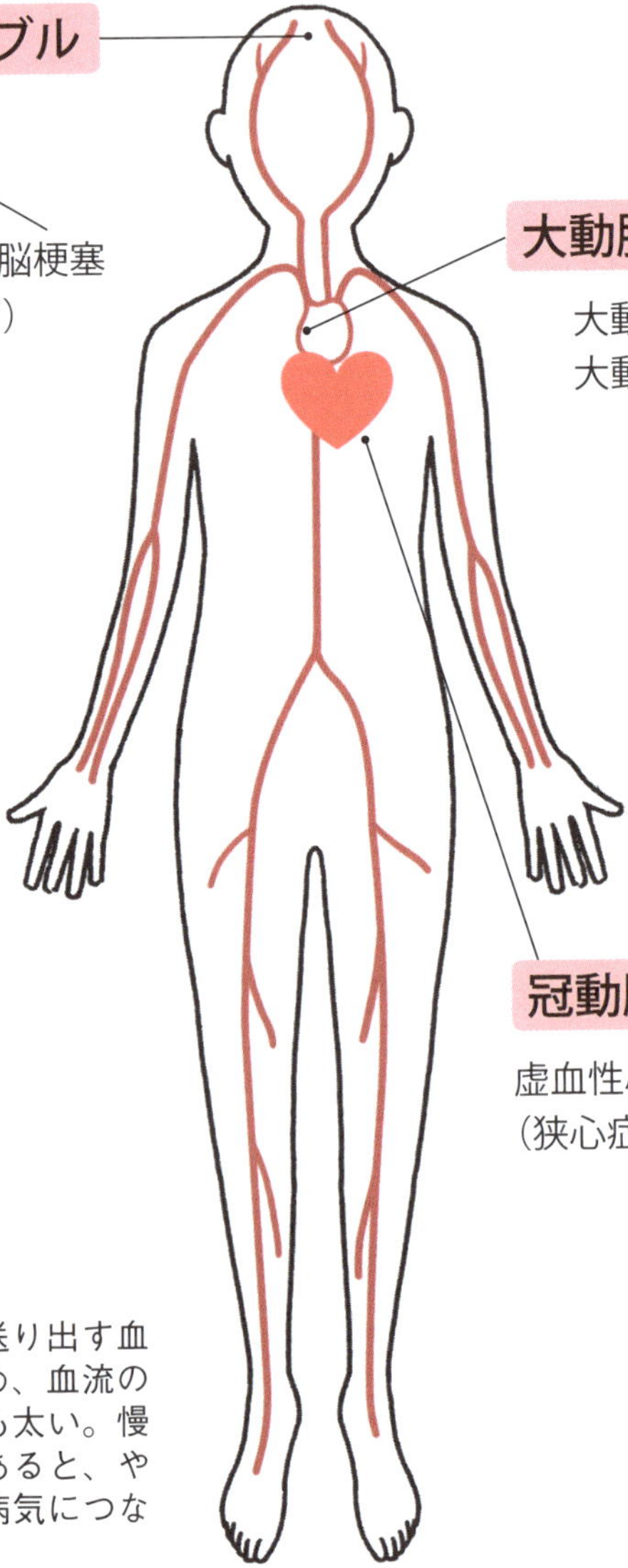

脳血管のトラブル

脳血管障害

- 脳出血（くも膜下出血など）
- 脳梗塞

大動脈のトラブル

大動脈瘤
大動脈解離

冠動脈のトラブル

虚血性心疾患
（狭心症、心筋梗塞など）

そのほか

閉塞性動脈硬化症
慢性腎不全
肺血栓塞栓症 etc.

動脈には、心臓が送り出す血液が流れているため、血流の勢いは強く、血管も太い。慢性的な動脈硬化があると、やがて命取りになる病気につながることが多い

徐々に進行していく毛細血管の病気

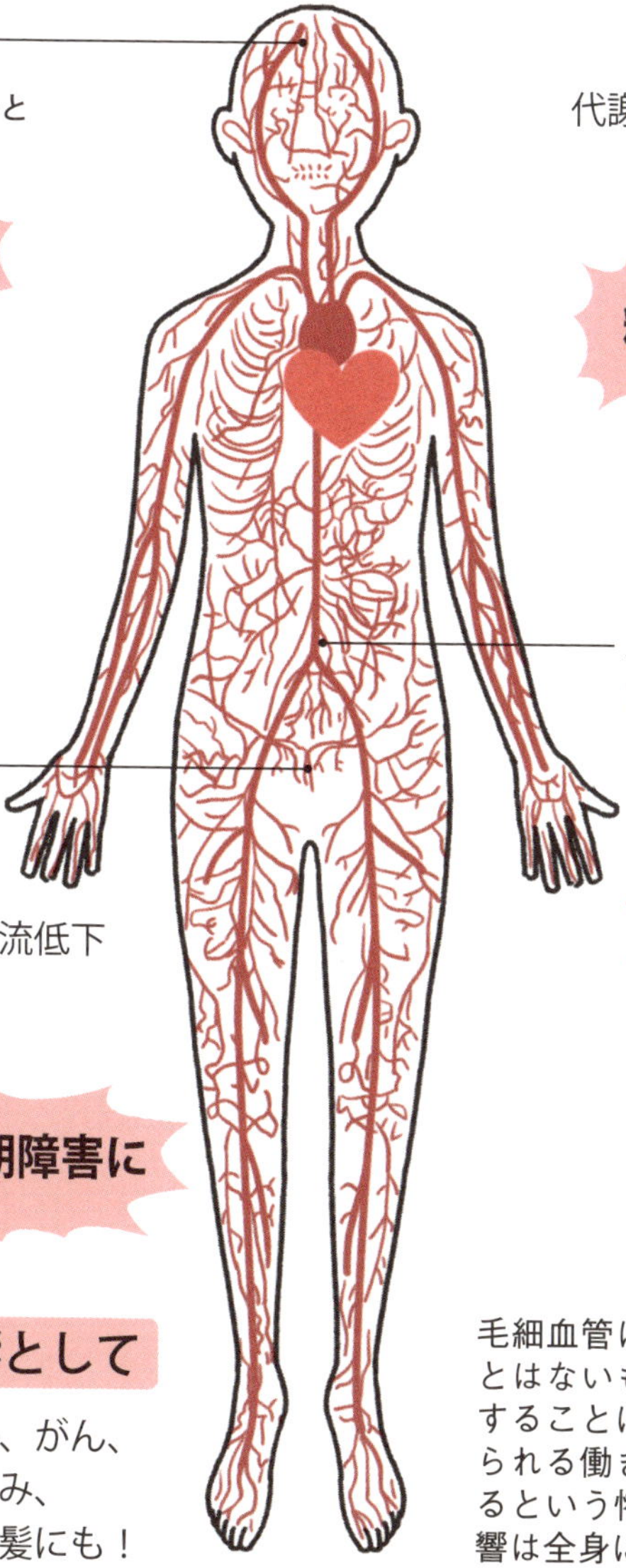
微小な脳梗塞
悪化すると
認知症に
代謝異常が起こる
悪化すると
糖尿病に
ストレスによって
胃の粘膜に影響
悪化すると
胃炎に
女性の場合
子宮や卵巣の血流低下
生理痛や更年期障害に

全身的な影響として

風邪をひきやすい、がん、
シミ、シワ、たるみ、
抜け毛、薄毛、白髪にも！

毛細血管は一瞬で命を奪うことはないものの、機能が低下することによって血液が届けられる働きが徐々に損なわれるという怖さがあり、その影響は全身に及ぶ

糖尿病の合併症も毛細血管がかかわっている

生活習慣病としてよく知られている糖尿病ですが、毛細血管が影響を受けやすい病気だということは意外に知られていません。糖尿病の三大合併症として「腎障害」「網膜症」「神経障害」がありますが、これらが起こる理由を知れば、いかに毛細血管が大切かがよくわかります。

まずは腎障害。腎臓のおもな働きには大きく分けて2つあります。ひとつめは老廃物をろ過する働きです。腎臓では、糸球体《しきゅうたい》と呼ばれる毛細血管のかたまりと尿細管が絡み合って尿の不純物をろ過しています。ろ過する過程で老廃物は尿として体外に出されます。その一方で、体に必要なものは再吸収し、体内にとどめ、再び血液に乗せて運ばせるという働きもしています。

もうひとつは、血圧を調節する働きです。腎臓は、塩分と水分の排出量をコントロールすることによって血圧を調整しています。たとえば血圧が高いときは塩分と水分の排出量を増加させて血圧を下げます。逆に血圧が低いときは、塩分と水分の排出量を減らして血圧を上げます。また腎臓からは血圧を維持するホルモンが分泌されます。そこで血圧が低ければ血圧を上げるのです。

腎臓の働きが低下すれば高血圧になり、また高血圧になれば腎臓に負担がかかり、腎臓の機能を低下させてしまいます。腎臓はまさに毛細血管そのものといってもいいほど、血管の状態に左右されてしまう臓器なのです。そして糖尿病合併症の原因は高血糖による毛細血管レベルでの代謝障害です。高血糖の状態が長く続くと、代謝異常が起きて内皮細胞が損なわれ、腎臓の毛細血管もダメージを受けます。すると毛細血管が正しく機能せず、糖尿病の合併症を起こすことになります。

糖尿病の3大合併症は毛細血管の代謝障害だった！

神経障害	網膜症	腎障害
高血糖で毛細血管がダメージを受けると、神経に届く栄養が届かず、手足などの末梢神経に障害が起こる。さらには内臓の不具合や立ちくらみなど症状は全身に及ぶ	目の奥にある網膜は毛細血管が張りめぐらされている。高血糖により毛細血管レベルの機能障害が起こり、進行すると出血、視力の低下を起こす	高血糖により代謝異常が起こり内皮細胞が傷つくと、腎臓の毛細血管にもダメージが及ぶ。結果的に、腎機能が低下する

三大合併症の2つめ、網膜症も同様です。眼の奥にある網膜は網の目のように張りめぐらされた毛細血管によって栄養が供給されています。高血糖の状態が続くと毛細血管レベルでの機能障害が起こり、症状が進行すれば失明にいたることもあります。

そして3つめの合併症が神経障害。毛細血管は自律神経と密接にかかわっているため、高血糖によって毛細血管がダメージを受けると、神経に届くべき栄養も届かなくなり、手足などの末梢神経の障害も起こります。進行すると内臓の不具合や手足のしびれ、立ちくらみなど全身にさまざまな障害が出てきます。

糖尿病はまさに、毛細血管レベルの代謝障害。糖尿病の怖さは、無自覚のうちにじわじわと少しずつ障害が進行し、全身に広がっていくことです。

これこそが毛細血管の病気の怖さなのです。

老けない人は毛細血管が若い

「人は血管から老化する」とよくいわれます。事実、その通りで、血管年齢と健康寿命は見事にリンクしています。年を重ねても若々しい人は、血管年齢を調べてみても若いのです。逆に、実年齢よりも老けて見える人は、血管年齢も高い傾向にあります。血管をどんな状態に保つかによって、健康状態は左右されてしまいます。だから血管年齢が進めば、老化も進んでいくのです。

若々しくハリと潤いのある肌を保つことも、毛細血管がポイントです。肌を老化から守るには、まず紫外線を避けることが大切ですが、もうひとつ大切なのが、体の隅々まで張りめぐらされた毛細血管に血液を行きわたらせ、細胞の一つひとつに必要な栄養を届けるという意識を持つことです。

「皮膚は内臓の鏡」といわれますが、私たちの体の一番外側にある皮膚は、毛細血管の最終地点でもあります。その最終地点まで栄養やホルモンが届いて、はじめて皮膚の新陳代謝がうまくいくのです。体の再生をおこなうには、道具（材料）、ルート、時間が必要です。整理すると、

・道具がない＝きちんとした食事から栄養素をとらず、ホルモンの分泌がうまくいっていない
・ルートが断絶している＝毛細血管がゆるんでいない
・時間が足りない＝睡眠不足

ということです。美容のためには、どんなに高級な美容液よりも、自分の体からしっかりアンチエイジングホルモンを分泌させ、そのルートを確保し、体を再生させる時間帯に気をつけたほうがずっと効果があります。高いお金を払わなくても、毛細血管を味方につければ美しくなれるのです。

皮膚の新陳代謝に欠かせない３要素

1 材料

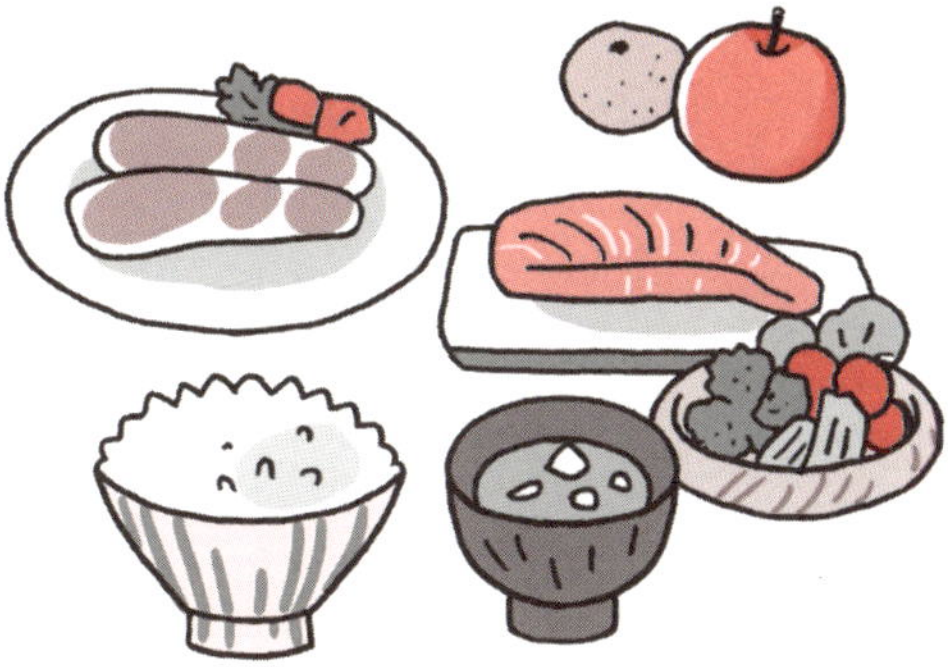

いい材料がそろっているかがまず第一。体をつくる材料、つまり食事からしっかりと栄養素をとることによって、ホルモンの分泌も正常におこなわれる

2 ルート

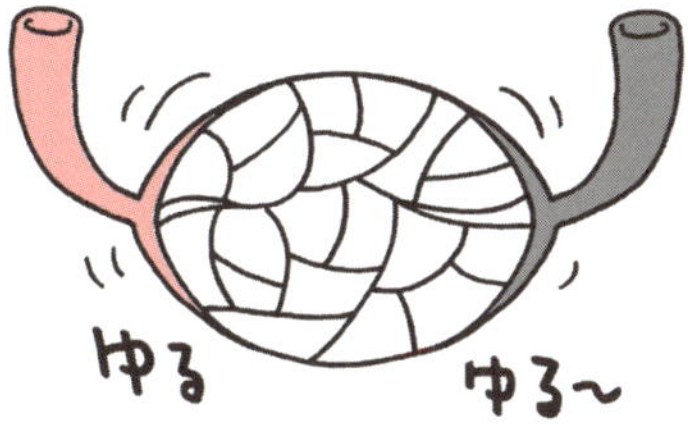

栄養素やホルモンを運ぶルートが確立していることが大切。副交感神経が優位になり、リラックスして毛細血管がゆるんでいることがポイント

3 時間

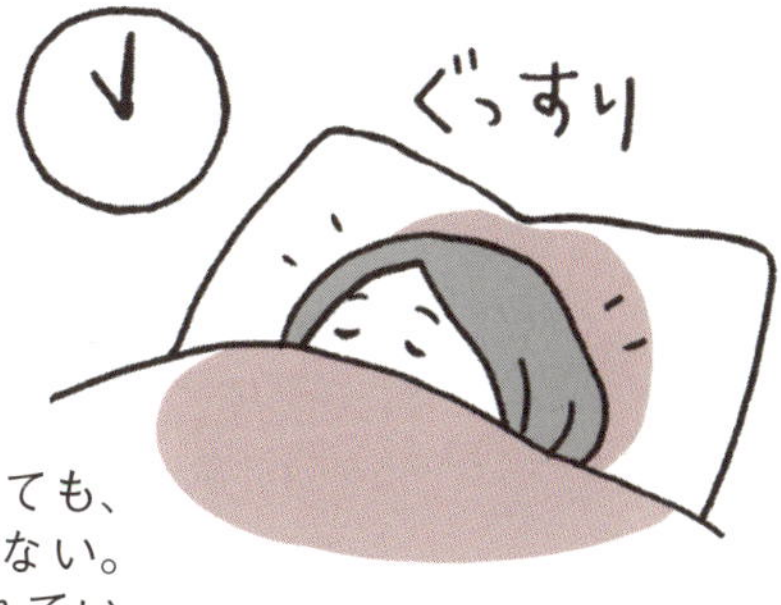

材料やルートが確保されていても、運ぶ時間がなければ意味がない。質のいい睡眠をしっかりとれているかどうかがカギになる

毛細血管は自分で増やせた！

「人は血管から老化する」という言葉の通り、毛細血管も老化します。

それまで新陳代謝を繰り返していた毛細血管は年齢とともに減っていき、20代に比べ、60代では4割も減るともいわれています。動脈や静脈の数は生涯変わりませんが、残念ながら毛細血管は減る運命にあるのです。

加齢により、毛細血管にからみついている周皮細胞がゆるんでくると、血管の中身が漏れ出したり、血流が低下してしまいます。このような血管はやがて、管はあるけれど血液が流れていない「ゴースト血管」になります。ゴースト血管は血管が死ぬ一歩手前の状態で、この状態が長く続くと完全に脱落してしまいます。

ゴースト血管の先にある細胞には、当然血液が流れません。ということは、酸素や栄養素が届かず、老廃物も回収されないということです。物資が届かずゴミも回収されない、まさに「ゴーストタウン」化です。また、毛細血管のなかには免疫細胞やホルモンも移動しています。そのため、毛細血管が減ってしまうとその先の細胞の機能が低下し、病気になったり、老化が進んでしまうのです。

しかし朗報もあります。初期のゴースト血管ならば、復活させることができるのです。それだけではありません。毛細血管は何歳からでも自分で増やすことが可能です。

そのポイントは血流と副交感神経と時間にあります。具体的な方法については「毛細血管トレーニング」として、のちほどじっくり解説します。

毛細血管が途切れると「ゴースト化」する！

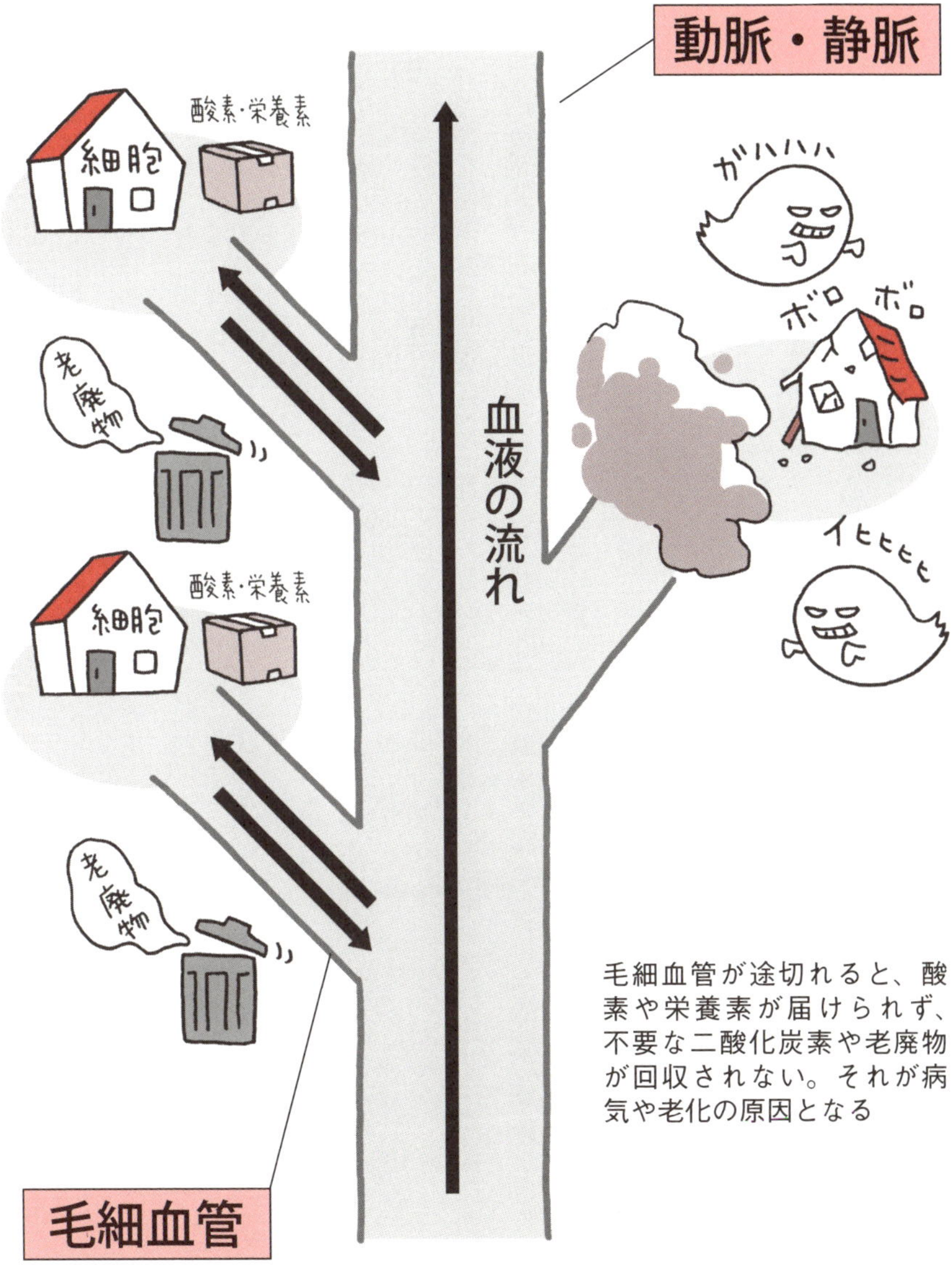

毛細血管が途切れると、酸素や栄養素が届けられず、不要な二酸化炭素や老廃物が回収されない。それが病気や老化の原因となる

とるだけで毛細血管が増える食べ物があった！

実は、毛細血管を増やす手軽な方法があります。それがシナモン（桂皮《けいひ》）、ルイボスティー、ヒハツ（ヒバーチ）などをとること。シナモンは料理や生薬としても使われているスパイス、ルイボスティーは高い抗酸化力があるといわれるノンカフェインのハーブティーです。ヒハツはあまりなじみがないかもしれませんが、沖縄では香辛料として使われています。

これらの食品には、毛細血管にあるTie2《タイツー》という受容体を活性化させる働きがあることがわかってきたのです。

毛細血管は細胞の隙間から適度に血液をもらすことで、血液成分を配っています。健全な血管には周皮細胞と内皮細胞がきちんと接着していることが欠かせません。しかし、加齢によりこれらの接着が弱くなると、かえって血液がもれすぎてしまい、全身に血液が行きわたらなくなってしまったり、血流が低下してしまいます。それが毛細血管の劣化や減少を招き、病気や老化につながるというわけです。

そこで救世主となるのがTie2です。Tie2が活性化すると、周皮細胞と内皮細胞の接着が強くなるのです。その結果、血流がアップしたり、ゴースト化した血管が復活することも！

ただし、たくさんとればそれだけ毛細血管が増えるというわけではありません。シナモンやヒハツなら一日数ミリグラム程度で十分です。食事や飲み物に「ちょい足し」したり、いつも飲むお茶を一杯ルイボスティーに変えるといった工夫で、日常生活に取り入れてはいかがでしょうか。

「毛細血管力」がアップする食べ物

シナモン

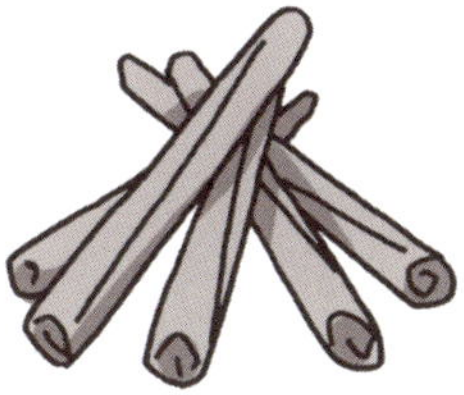

※長期にわたり大量に摂取すると肝臓に負担がかかる可能性がある。また妊娠中は摂取を控える

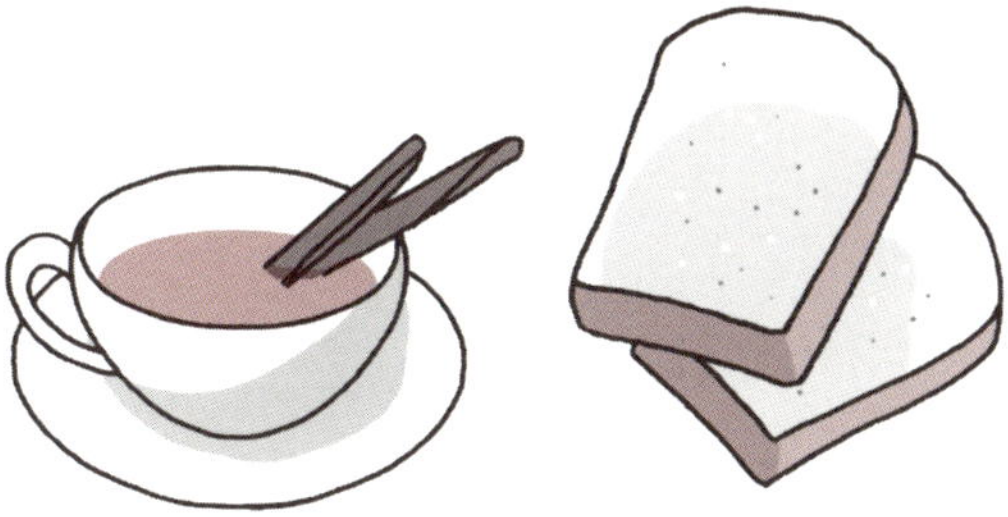

コーヒーや紅茶、ホット赤ワインに入れたり、トーストやヨーグルトにかけても

ルイボスティー

緑茶や紅茶の代わりに。
ノンカフェインなので
寝る前もＯＫ

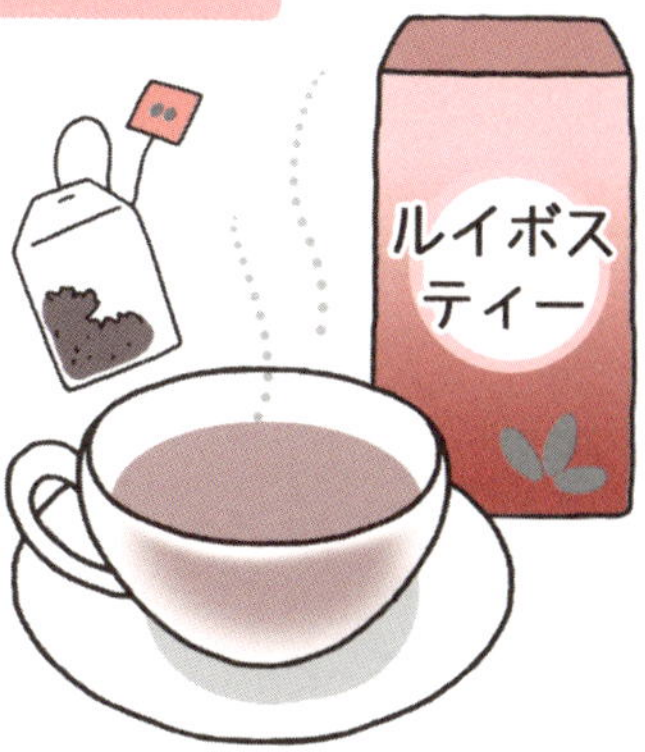

ヒハツ

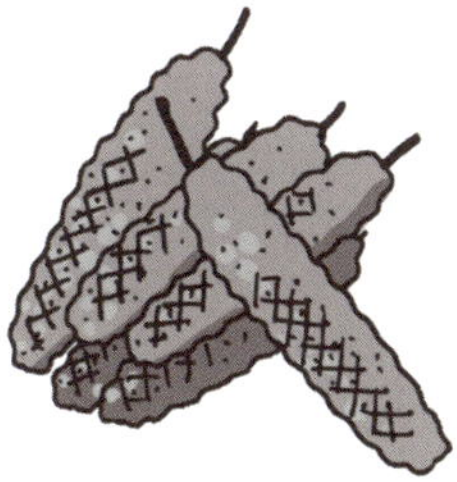

香辛料として、
そばやうどんなどに

参考文献：Maturation of blood vessels by haematopoietic stem cells and progenitor cells: involvement of apelin/APJ and angiopoietin/Tie2 interactions in vessel caliber size regulation.
Takakura N, Kidoya H.　Thromb Haemost. 2009 Jun;101(6):999-1005.

column

血液の5つの働き

血液は全身をめぐっている

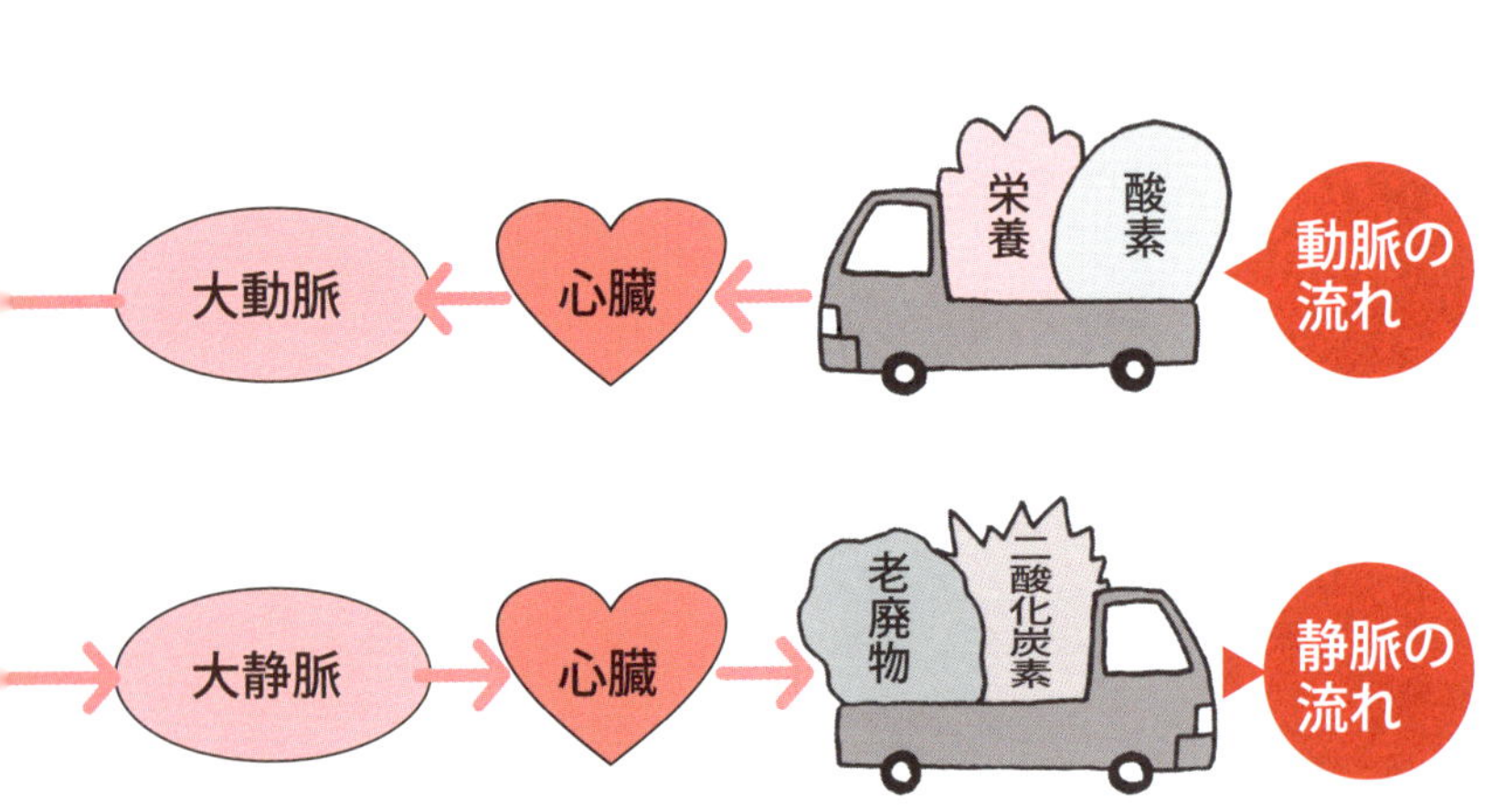

①酸素や栄養を運ぶ

これまで、毛細血管の働きについてお話ししてきましたが、血管を流れる血液には、大きく分けて5つの働きがあります。

第一に、酸素や栄養素を運ぶことです。

血液の赤い色はヘモグロビンの色です。ヘモグロビンは酸素を乗せて運ぶ大切な成分。呼吸によって吸い込まれた酸素を肺で受け取り、必要な組織へ運んでいきます。全身をめぐる血液は、酸素を多く乗せているため鮮やかな赤色をしています。

また、酸素と同時に必要な栄養素を運ぶのも血液の役割です。

私たちが食べたものはそのままでは吸収されず、まずは消化管で細かい栄養素に分かれます。その栄養素を各器官や組織に運ぶのも、血液なのです。

動脈は心臓から酸素や栄養素などを血液に乗せて全身の組織に届ける。静脈は働きを終えた全身の血液を心臓に戻す

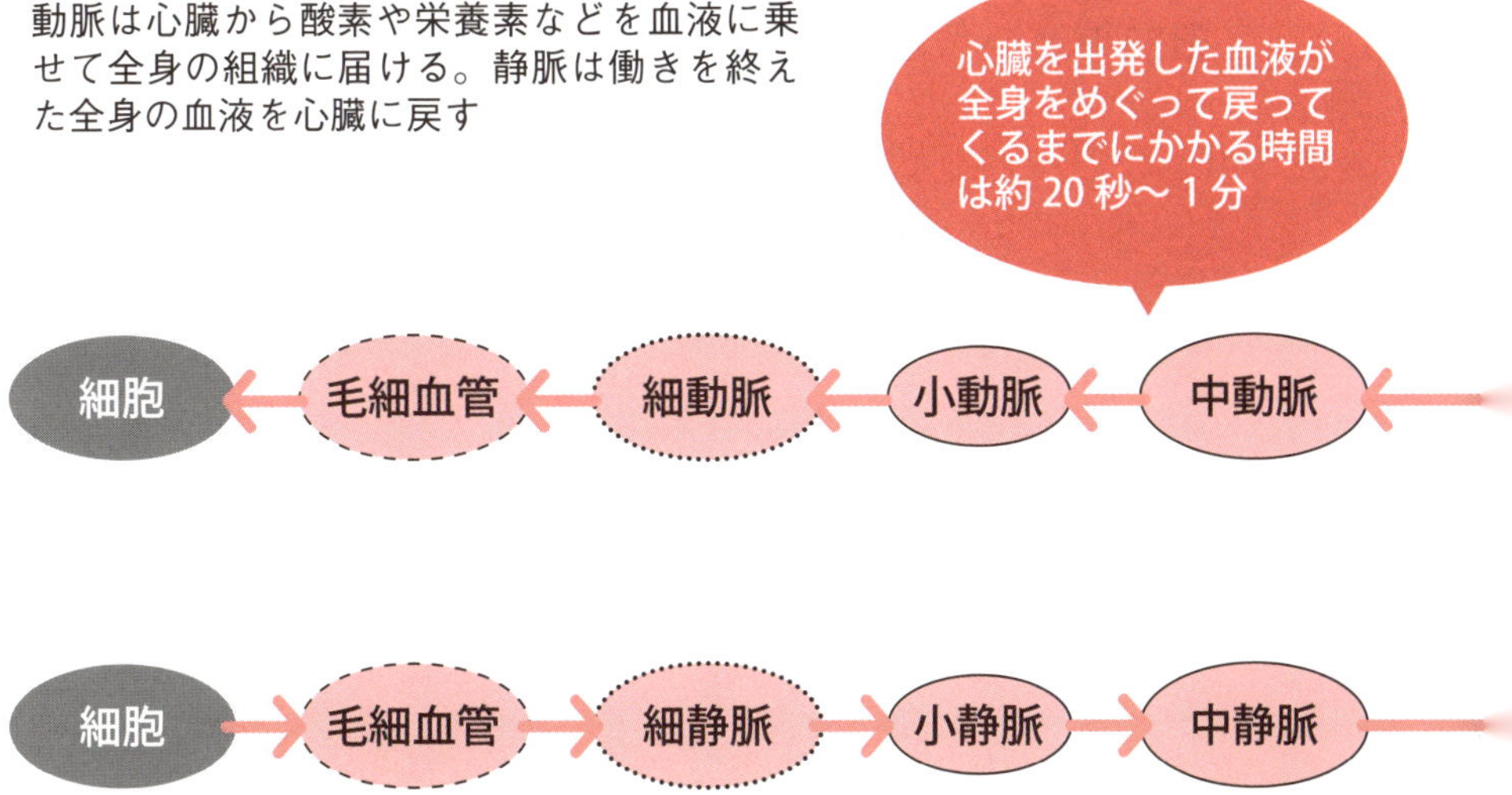

②二酸化炭素や老廃物を回収する

酸素を運んだあとは、いらなくなった二酸化炭素を回収して、体外へと排出しなければなりません。

また血液が全身をめぐるとその結果、不要物が生じます。私たちが日々暮らしているなかで、ゴミを出さずに生活することはできないのと同じように、人間が活動するときに使われるエネルギーをつくる過程でも、不要物や老廃物が出ます。血液中のゴミを放置しておいては、その後の活動を邪魔してしまうため、体外に出さなければなりません。

たとえば、各組織から不要物を受け取った血液が、肝臓・腎臓を通り、やがて便、尿となって体の外に排出されていくのは、まさにこのしくみです。

①と②の働きに関していえば、血液はトラックのように必要なものを届け、不要なものを回収するという、「運搬」の役割を果たしているといえるでしょう。

白血球というガードマンが体を病気から守っている

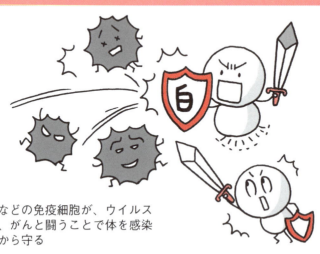

白血球などの免疫細胞が、ウイルスや細菌、がんと闘うことで体を感染や病気から守る

③免疫機能

血流が低下すると病気にかかりやすくなります。なぜなら血液は酸素や栄養素・老廃物だけでなく免疫物質も運んでいるからです。

もしも体内に細菌やウイルスが侵入してしまった場合、血液によって瞬く間に全身にめぐってしまうことになります。

それを食い止めるために、血液中の免疫担当細胞である白血球（好中球、リンパ球など）が活躍しています。

血液はこれらの免疫担当細胞を感染した部位など必要な場所に運び、体を病気から守っているのです。がん細胞も退治してくれます。

ちなみに、免疫担当細胞がつくられるのは血液ではなく、骨のなかにある骨髄です。そのまま免疫担当細胞になるものもあれば、胸腺《きょうせん》などの体内の免疫器官でさらに成熟していくものもあります。

いわば血液は、外的な侵入を防いでくれる白血球というガードマンを必要な部位に派遣し、闘わせているともいえるでしょう。

体温調節を担っているのは毛細血管だった

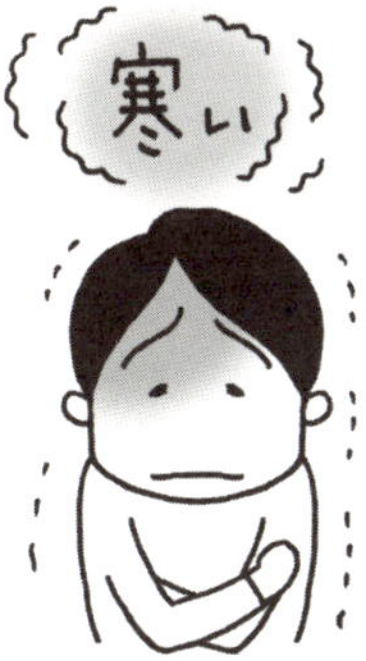

毛細血管を収縮させて皮膚表面の血液の流れを少なくし、皮膚表面の温度を低くすることで、体内の熱が放出しにくくなる

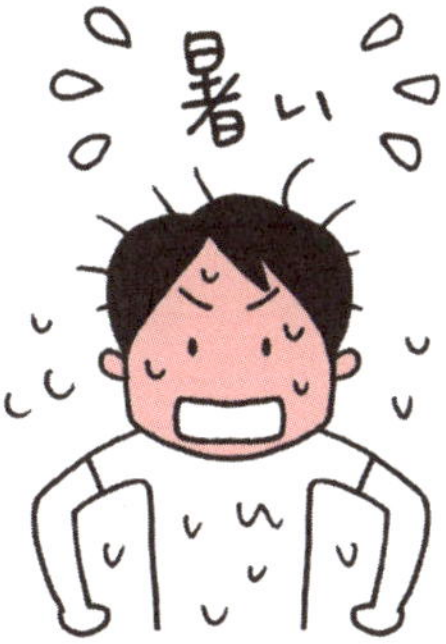

毛細血管を拡張させ血流を多くすることで皮膚の表面温度がアップ。汗をかかせて皮膚から熱が放出される

④体温の調節

人間の体は、体温を一定に保つ必要があります。暑いときは、汗をかいたり、血流量を変えることで調節をします。体温を調節して、活動をしやすくするのも血液の役割のひとつなのです。

全身をめぐる血液は、暑かったり運動をしたりして体温が上がると、熱を外に出す必要があります。このとき血管は太くなり、血流を多くすることによって皮膚の表面温度を上げます。そして汗をかくことで、皮膚から熱を放出し、体内に熱がこもらないようにします。

また、寒かったりして体が冷え、体温が下がったときは、体内の熱を外に逃がさないようにしなければなりません。

このとき血管は細くなり、血液の流れを少なくして皮膚表面の温度を低く保ち、体内の熱が放出しにくくなるようにします。

この血液による体温調節の役割は、①や②のような血管内を流れる物質を運搬する重要な働きに付随するものといえます。

column

体内で通信網のような役割を果たす

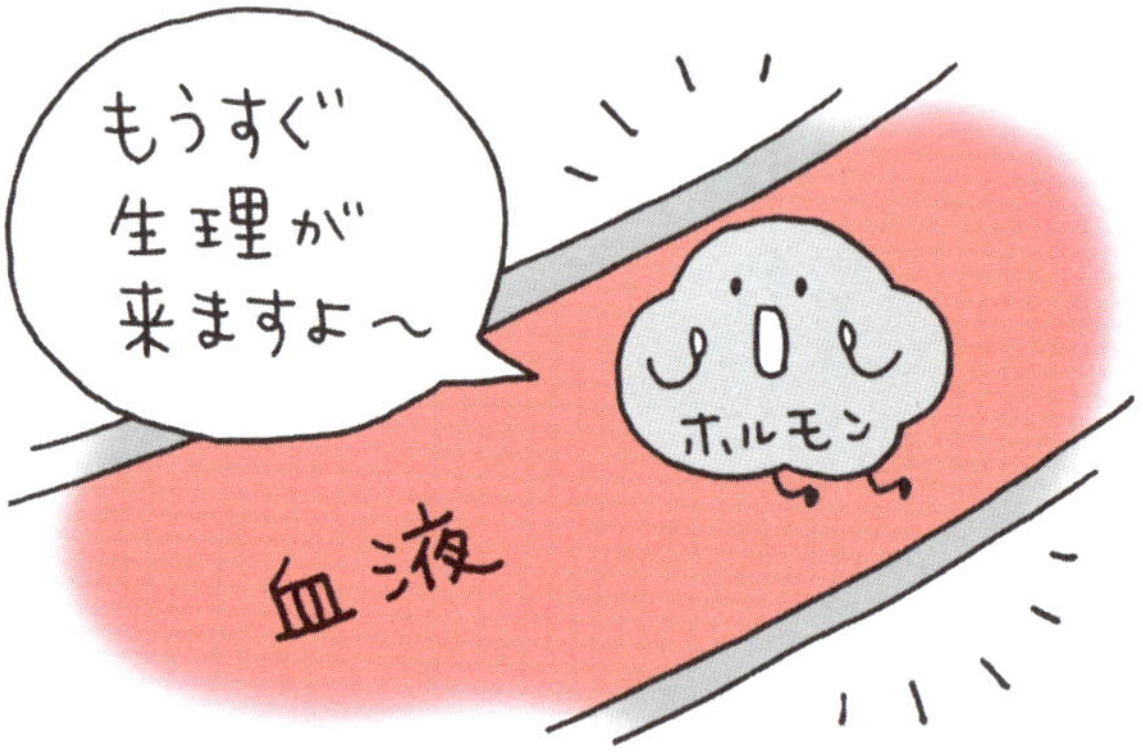

全身に網の目のように張りめぐらされた血管は、いわば体の通信網。ホルモンを介して、血液に乗せた情報を届ける

⑤情報を伝達する

全身に網の目のように張りめぐらされた血管は、体内でさながら通信網のような役割も果たしています。全身をめぐる血液に情報を乗せれば、目的の組織に到着して確実に情報を伝達することができます。

情報伝達の方法には2つあります。ひとつはホルモン、もうひとつは神経です。

血液に乗せた情報はホルモンを介しておこなわれます。たとえば女性の場合、「もうすぐ生理がきますよ」という情報は血液に乗って届けられます。

血液が全身を1周するのにかかる時間は、約20秒〜1分といわれています。迅速に判断しなければならないときには、神経を通して伝達します。それに対して血液は、ホルモンを介して、じっくり作用するようなものに対して使われます。

人間はホルモンと神経という2種類の伝達方法を上手に使い分けているのです。

第2章……健康寿命をのばす！「毛細血管力」の高め方

自律神経でコントロールされている毛細血管

この章では、「毛細血管力」を高める具体的なメソッドを紹介していきます。その前に、毛細血管と深い関係にある自律神経について説明しましょう。

自律神経は不随意《ふずいい》神経とも呼ばれ、手や足のように自らの意思では動かせない神経です。たとえば、心臓の動きや胃腸の動き、呼吸や体温の調節、ホルモンの分泌などは自律神経がつかさどっています。

自律神経には「交感神経」と「副交感神経」の2つの神経があり、この2つは相反する作用があります。

交感神経は「闘争と逃走の神経」と呼ばれ、緊張したときやストレスを感じたとき、エネルギーを出すときに働きます。一方の副交感神経は、「休憩と食事の神経」。リラックス時や睡眠時、エネルギーをたくわえて次の活動に備えるときに働きます。

一日の流れのなかでも、交感神経が優位になる時間帯、逆に副交感神経が優位になる（正確には交感神経の働きが弱まるイメージ）時間帯があります。日中は交感神経が優位になり、夜間は副交感神経が優位になるのです。男性は30代、女性は40代以降に副交感神経の働きが落ち、交感神経が優位になりやすくなるといわれています。

実は、私たちの血液の流れは、この自律神経によってコントロールされています。そのため、自律神経のバランスが崩れると、血管にも影響が出てしまうのです。

2つの自律神経のパワーバランスが血液の流れを左右する

～日中活動しているときは交感神経が優位～

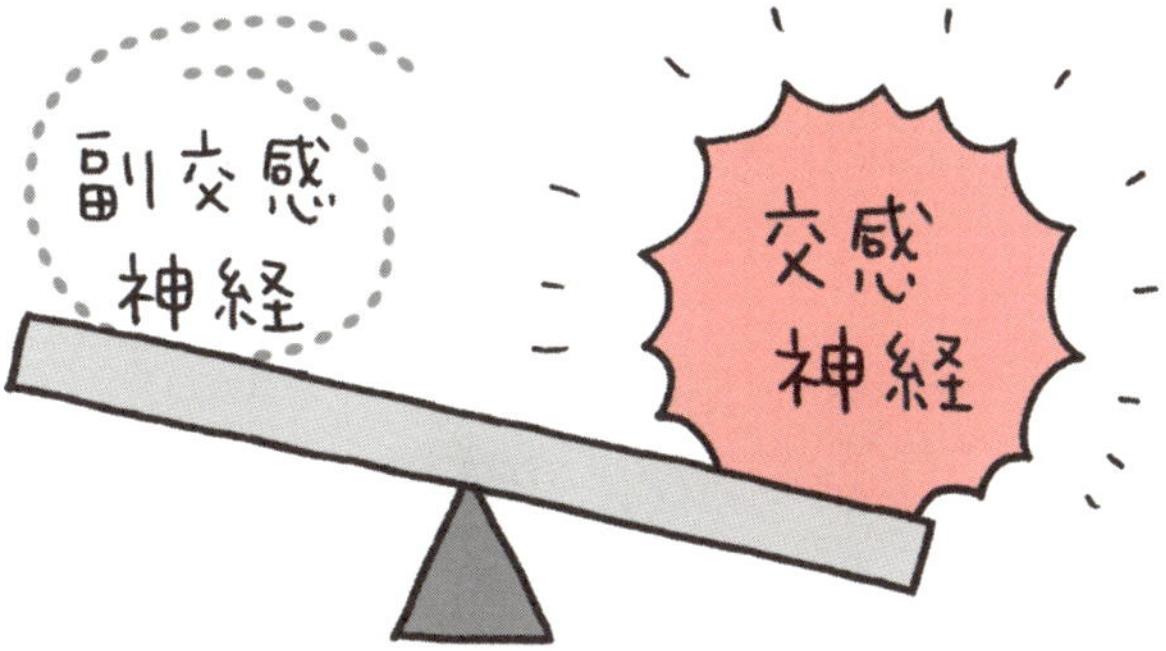

～夜リラックスモードのときは副交感神経が優位～

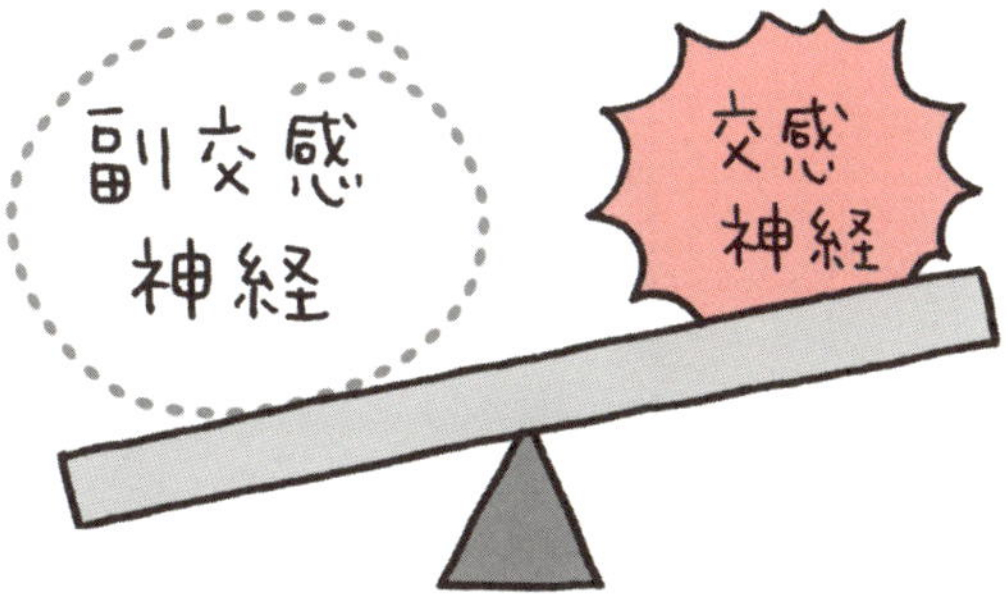

交感神経は「闘争と逃走の神経」と呼ばれ、緊張したときやストレスを感じたとき、エネルギーを使うときに働く。このとき血管は収縮し、心拍数や血圧も上昇する。一方、副交感神経は「休憩と食事の神経」と呼ばれ、食事や睡眠時など、エネルギーをたくわえて次の活動に備えるときに働く。このとき血管は弛緩し、心拍数や血圧も下降する

毛細血管がゆるむメカニズム

毛細血管は、自律神経のうち、副交感神経が優位になったときに拡張します。そのメカニズムをお話ししましょう。

実は副交感神経そのものは、毛細血管に対してダイレクトに働きかけるものではありません。正確にいうと、交感神経が働くと毛細血管の手前にある前毛細血管括約筋《かつやくきん》が収縮して、血管が収縮します。副交感神経が優位になると、この交感神経の働きが弱まることで、毛細血管が拡張するのです。

交感神経が高まると、血流の抵抗が増加し、それぞれの組織に流れる血流量を減少させてしまいます。血管の中膜には平滑筋《へいかつきん》という筋肉があるため、この筋肉を収縮させることで血流量を下げてしまうのです。さらには、内皮細胞からエンドセリンという血管収縮作用のある物質が出て、血管が収縮することもあります。

また、内皮細胞からは一酸化窒素（NO）も生み出されます。内皮細胞から生み出される一酸化窒素は、血管を健康に保つためには非常に重要です（第3章参照）。

一酸化窒素は、血管壁を拡張させるように働きます。すると血圧が下がり、血管への負担が減ります。同時に、一酸化窒素が血液中に放出されることにより抗酸化的に働き、血栓（血のかたまり）もできにくくなります。つまり、副交感神経を優位にして「ゆるめる」（拡張させる）ことが、血管の健康を保つ秘訣なのです。

毛細血管は自律神経なしには動けない

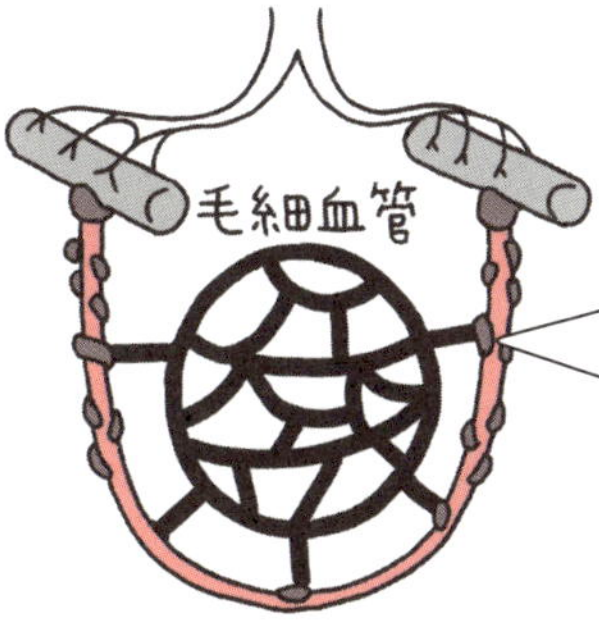

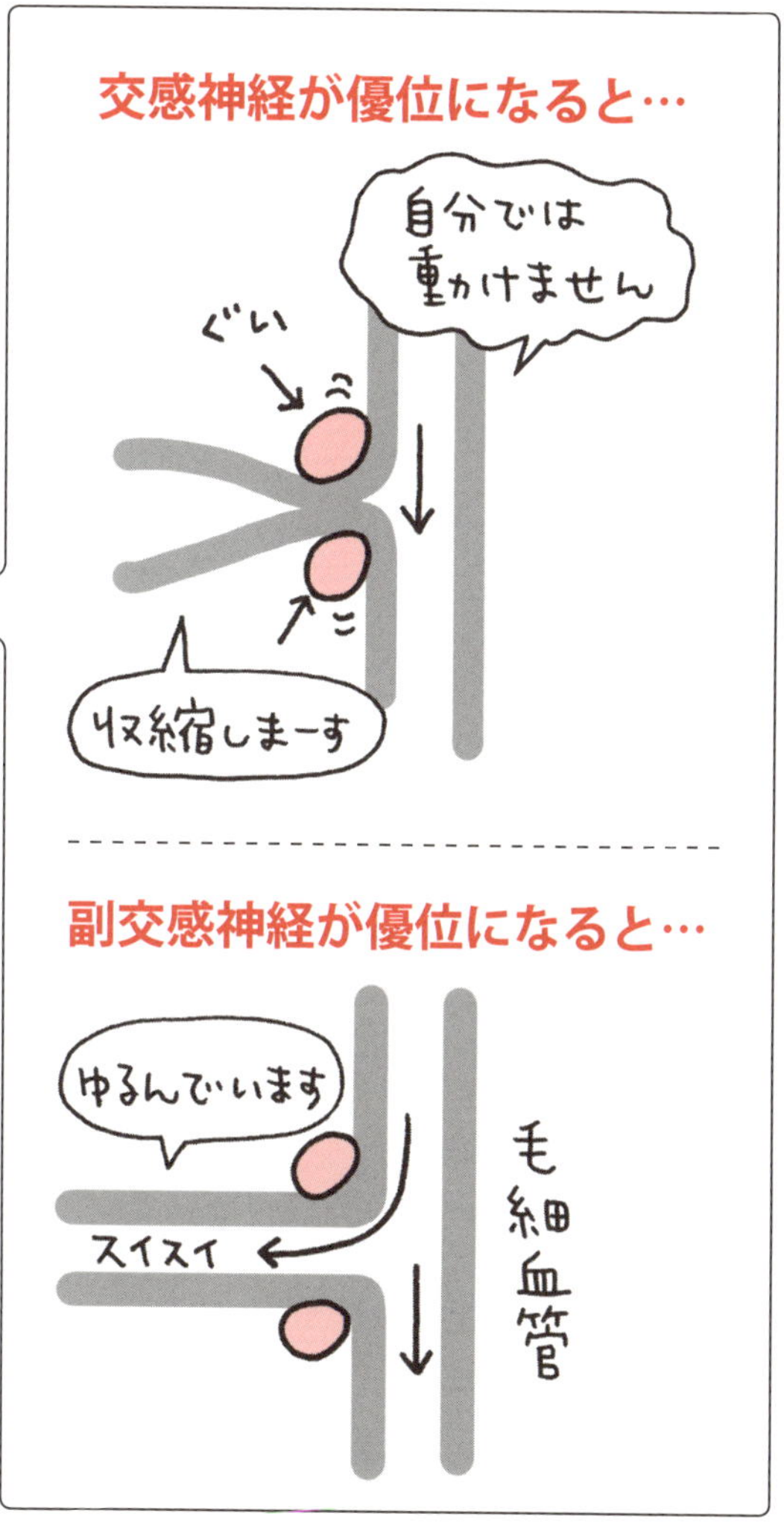

毛細血管の収縮と拡張は自律神経の働きが大きく関係する。交感神経が優位になると、前毛細血管括約筋が収縮。血圧は上昇し、体の中心に血液が集まる。
副交感神経が優位になると、前毛細血管括約筋が弛緩することで毛細血管に血液が流れ、体の末端の細胞まで酸素や栄養素が届けられる

今日から実践！毛細血管トレーニング

毛細血管と関係する体のしくみについて理解したところで、ここからはいよいよ実践編。「毛細血管力」を高めるために最も効果的な「毛細血管トレーニング」について説明してきましょう。

毛細血管トレーニングとは、毛細血管という体のルートを整備し、そこを流れる酸素や栄養素、ホルモンや免疫細胞などを確実に一つひとつの細胞に届け、同時に不要なものを回収して、どんどん健康になるメソッドで、３つのステップから成り立っています。

はじめのステップは副交感神経を優位にすることです。前にも述べたように、副交感神経は健康な毛細血管には非常に大切ですが、男性は30代から、女性は40代から下がってきます。だからこそ副交感神経を優位にするよう意識して生活することが重要です。とはいえ、特別なことをするわけではありません。睡眠や入浴、呼吸法、運動、食事といった生活習慣をほんの少し見直すだけでいいのです。

そうして副交感神経が優位になれば、毛細血管がゆるんできます。その状態をキープしたうえで血流をアップさせれば、体の隅々まで酸素や栄養素が行きわたるというわけです。

血流がアップすることにより、弱っていたゴースト血管がよみがえるとともに、毛細血管も増えていきます。それが病気にならない、老けない体をつくる秘訣なのです。

これから紹介する3ステップを続けていけば、「毛細血管力」がアップするだけでなく、自律神経のバランスも整い、どんどん好循環がつくられていくでしょう。

毛細血管トレーニングの3ステップ

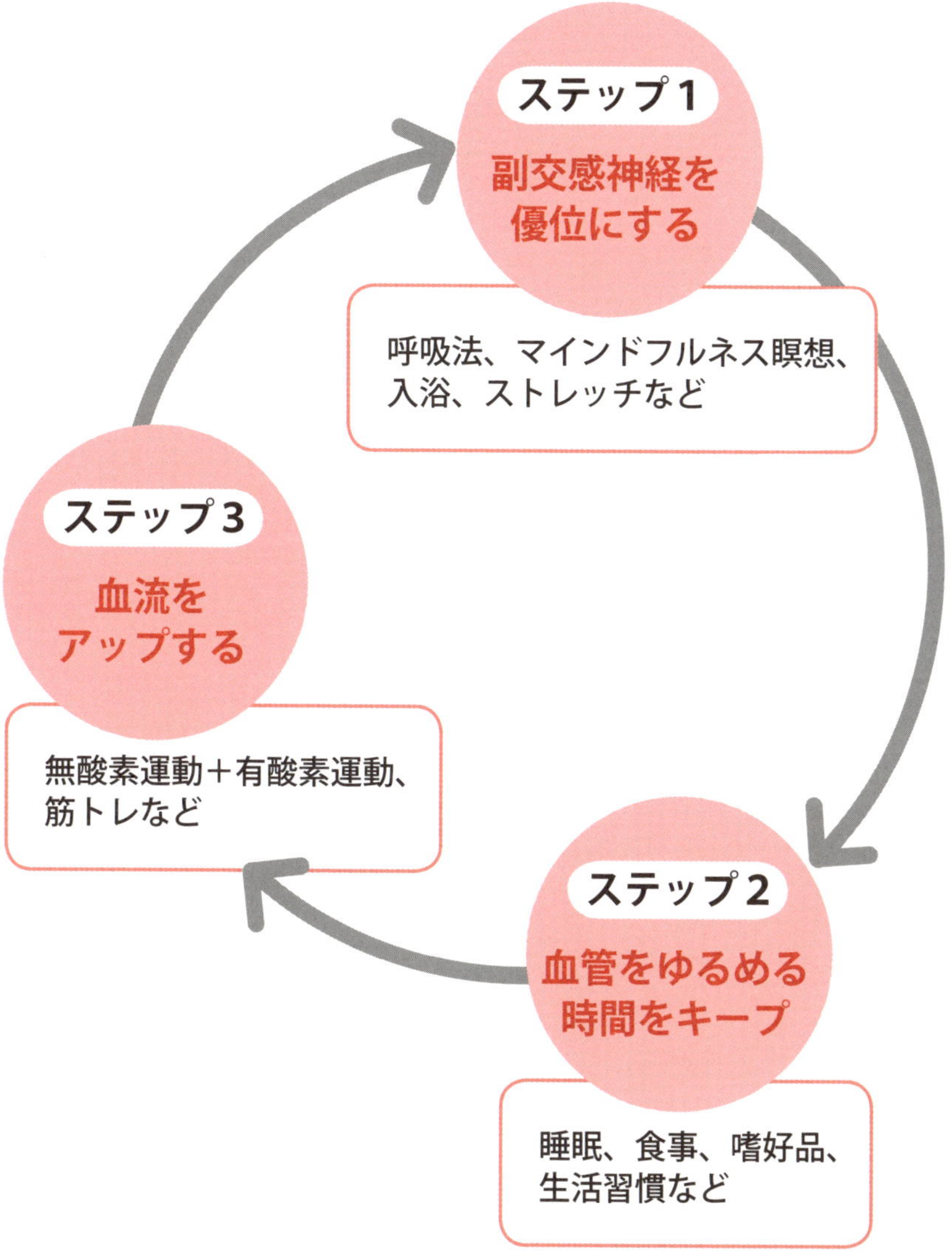
ステップ1
副交感神経を
優位にする
呼吸法、マインドフルネス瞑想、
入浴、ストレッチなど
ステップ2
血管をゆるめる
時間をキープ
睡眠、食事、嗜好品、
生活習慣など
ステップ3
血流を
アップする
無酸素運動＋有酸素運動、
筋トレなど

【ステップ1】副交感神経を優位にする

自律神経は自分の意思では動かすことはできませんが、ひとつだけ自分で整えることができる方法があります。それが呼吸法です。胸腔内の横隔膜《おうかくまく》には自律神経のセンサーがあります。そこで横隔膜を呼吸でコントロールする、いわゆる腹式呼吸をすると副交感神経が活性化するのです。

緊張したときやイライラしたとき、深呼吸をすると気持ちが落ち着いてきますね。腹式呼吸をおこなうと副交感神経にスイッチが入り、リラックス効果が得られ、血管もゆるんで毛細血管に流れる血流も増えます。結果的に、血管の健康を保つこともできるのです。

普段、私たちは肋骨を開くことで肺をふくらませ、息を吸っています。これに対して腹式呼吸とは、胸をあまり動かさずにお腹をふくらませたりへこませたりしながら呼吸するものです。肺の底部を支えている横隔膜を下げて（お腹をふくらませて）息を吸い、お腹をへこませて息を吐きます。胸ではなく、お腹を意識しておこなう呼吸法ととらえてください。腹式呼吸では「息を吐く」ことに意識をもっていきます。腹式呼吸のゆっくりとしたリズムを自分でつくったうえで、吸うほうのリズムを1としたら、吐くほうのリズムは2にしてゆっくりと吐くことがポイントです。この息を吐くときに胸腔内の自律神経のセンサーが働き、副交感神経が活性化されるのです。

腹式呼吸はいつおこなってもかまいません。朝おこなえば、その日一日を気持ちよく過ごせるきっかけになります。緊張して交感神経が優位になっている日中におこなうのも有効です。また夕食後や入浴後などにおこなえば、スムーズに入眠できるだけでなく、質のいい睡眠が得られます。

自分でできる自律神経を整える方法

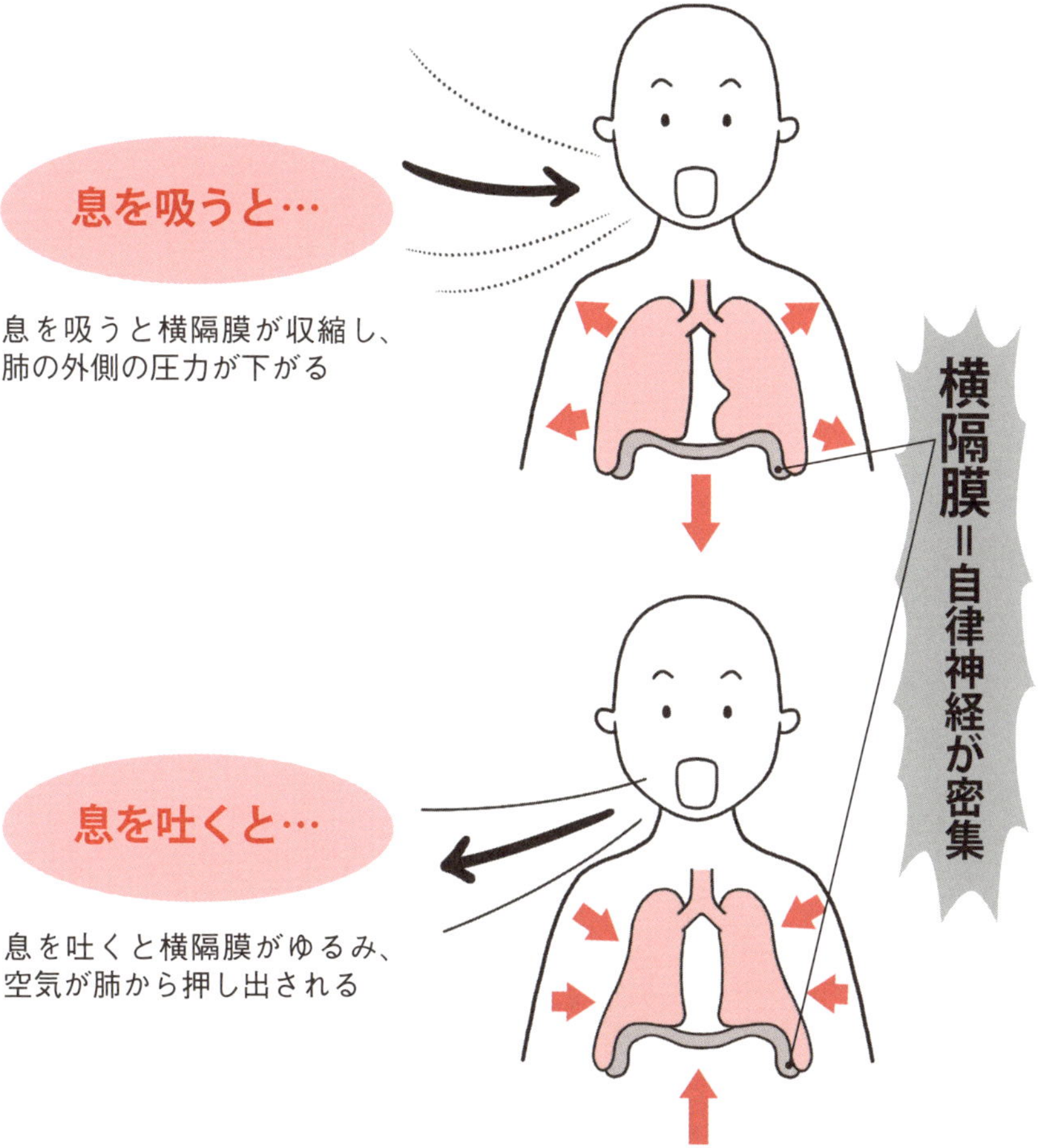
息を吸うと…
息を吸うと横隔膜が収縮し、
肺の外側の圧力が下がる
横隔膜＝自律神経が密集
息を吐くと…
息を吐くと横隔膜がゆるみ、
空気が肺から押し出される

リラックスした状態では横隔膜が下がっているが、ストレスや緊張があると横隔膜は上がり、肺が圧迫されて、１回の呼吸で入ってくる酸素の量も減る。ストレスが長く続くと、呼吸も浅くなり、やがて体に影響が出てくる。横隔膜には自律神経が密集しているので、深い呼吸を繰り返すことで、横隔膜を上下させて自律神経に刺激を与えることになり、次第に自律神経のバランスが整っていく

自律神経を整える「根来式呼吸法」

では、さっそく今すぐできる呼吸法を紹介しましょう。

ハーバード大学医学部では、私が開発した最新機器を使い、自律神経と呼吸を検証しました。そしてストレスを感じたときに使えるリラクゼーション効果を高めるプログラムとして、腹式呼吸法を開発しました。横隔膜を大きく動かすことで、副交感神経のスイッチが入り、毛細血管がゆるみ、リラックス効果が得られます。

ここではレベル1からレベル4までありますが、レベル1では軽めの腹式呼吸からはじまり、レベルが上がるにしたがって深い腹式呼吸ができるように私がアレンジを加えました。レベル1からおこなってみて、慣れてきたらレベルにこだわらず、やりやすいものをおこないましょう。

眠れないときはもちろん、日中、緊張しているときやイライラしているときなど、状況に応じて使い分けてみてください。大事な会議やプレゼンの前、また過剰にストレスを感じているときなどにもおすすめです。

頭のなかを一度空っぽにして、とにかく呼吸に意識を集中してみましょう。眠れないとき、緊張しているとき、ストレスを感じているときは交感神経が優位になっています。交感神経が高ぶっている状態が続くと、夜の時間帯になっても副交感神経が優位になりにくいのです。そのため、毛細血管もゆるめにくくなってしまいます。忙しい毎日を送っている人は交感神経が優位になりがちですので、意識的に呼吸法を取り入れていきましょう。

根来式腹式呼吸法（レベル1/レベル2）

レベル1「軽い腹式呼吸」

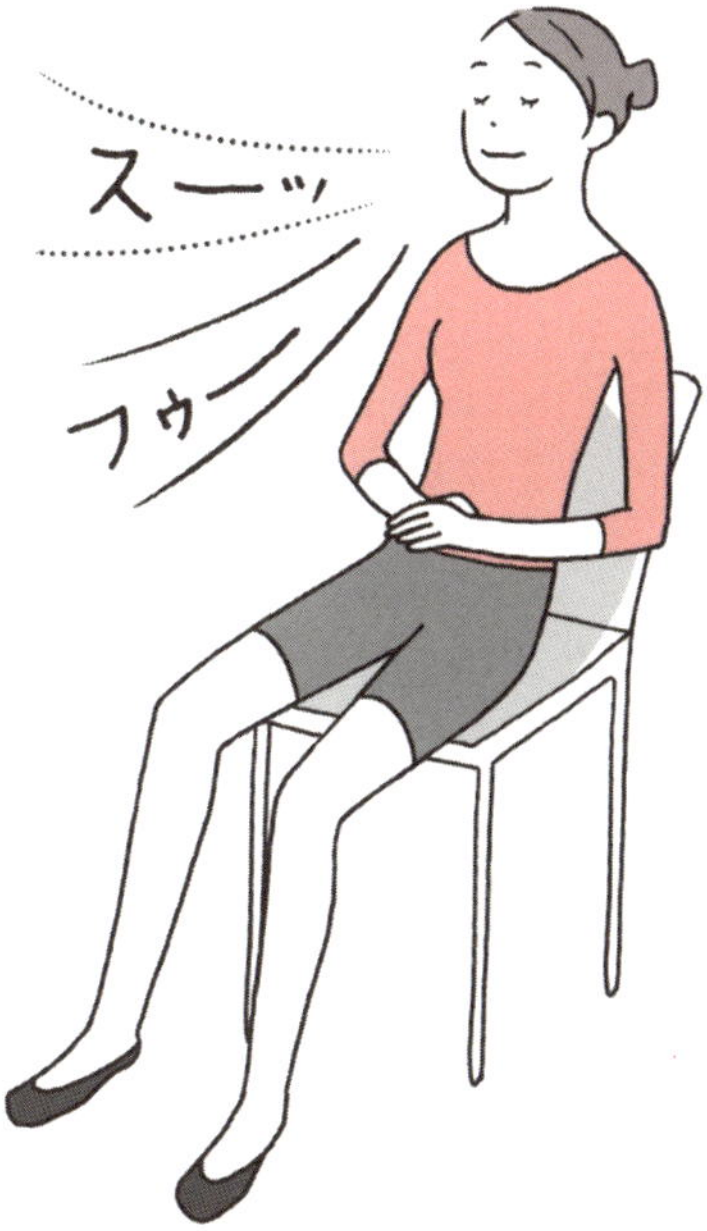

❶姿勢を楽にして座る

❷お腹と胸の動きに意識を向け、ゆっくり深呼吸する

❸おへその上に軽く手をのせ、息を吸うときに数cmお腹がふくらむようにする

❹息を吐くときにお腹が数cmへこむことを感じとり、そのとき胸が上がることにも意識を向ける

レベル2「深い腹式呼吸」

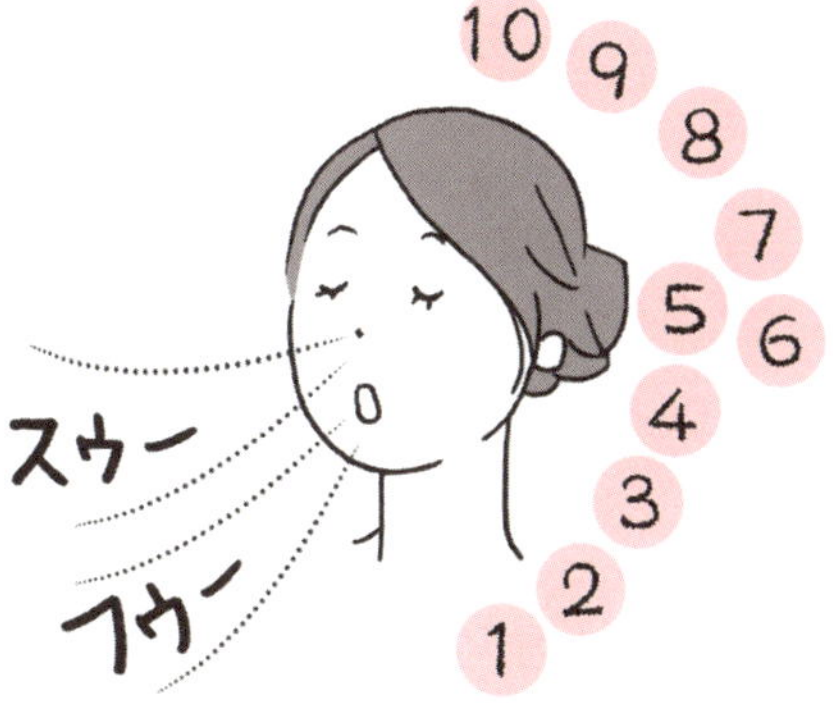

❶息を吸ったら10、吐いたら9というように1カウント減らしながら、10～1までカウントダウンして呼吸する

❷1になったときリラックスできていないと感じたら、もう一度繰り返す

根来式腹式呼吸法（レベル3/レベル4）

不眠やストレスに効く

レベル3「4・4・8呼吸法」

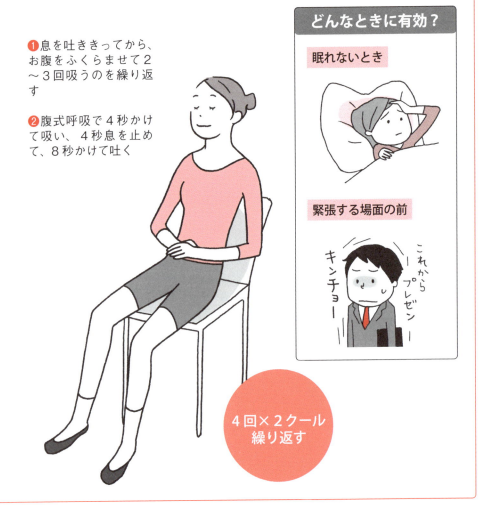

❶息を吐ききってから、お腹をふくらませて2～3回吸うのを繰り返す

❷腹式呼吸で4秒かけて吸い、4秒息を止めて、8秒かけて吐く

4回×2クール
繰り返す

どんなときに有効？

眠れないとき

緊張する場面の前

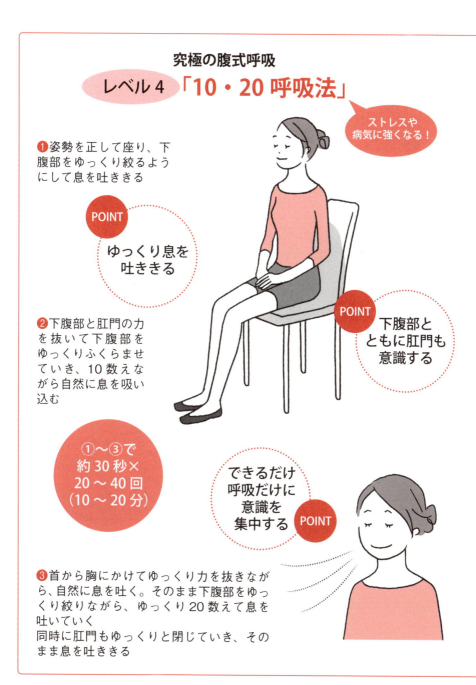

究極の腹式呼吸

レベル4「10・20呼吸法」

ストレスや病気に強くなる！

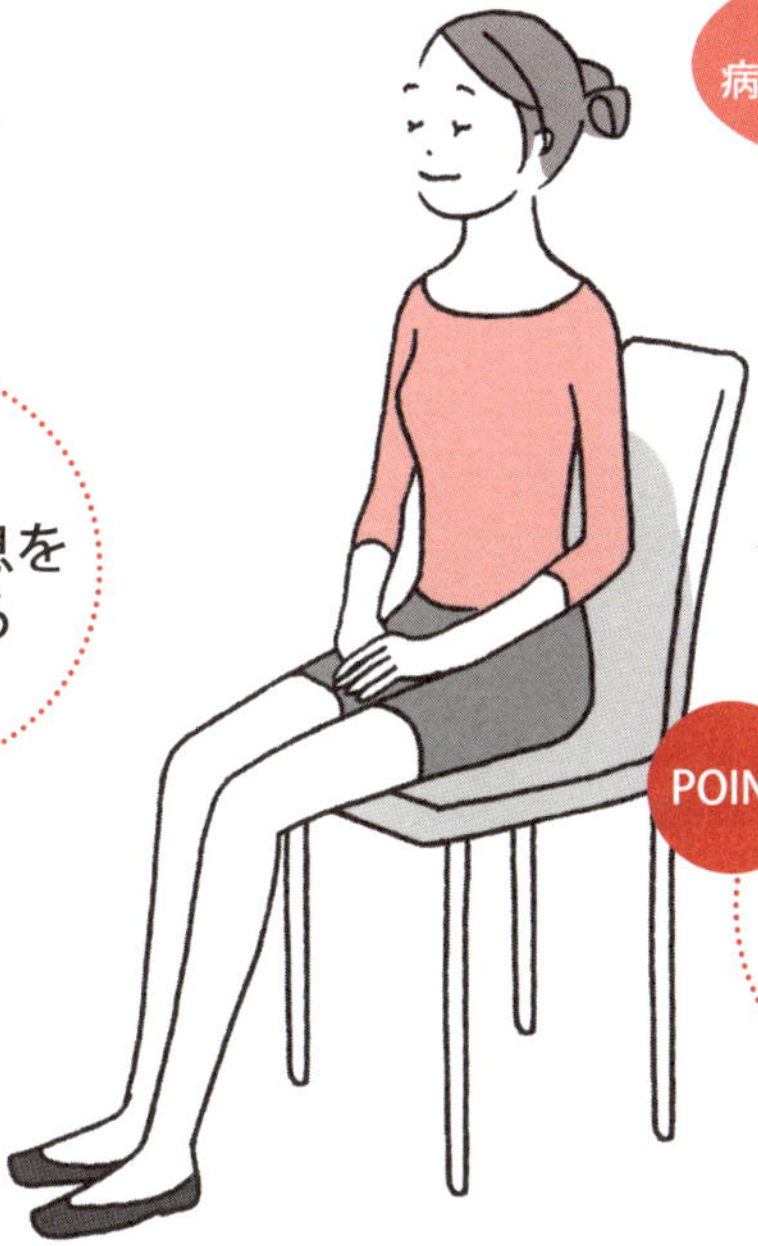

❶姿勢を正して座り、下腹部をゆっくり絞るようにして息を吐ききる

POINT ゆっくり息を吐ききる

POINT 下腹部とともに肛門も意識する

❷下腹部と肛門の力を抜いて下腹部をゆっくりふくらませていき、10数えながら自然に息を吸い込む

①〜③で
約30秒×
20〜40回
（10〜20分）

POINT できるだけ呼吸だけに意識を集中する

❸首から胸にかけてゆっくり力を抜きながら、自然に息を吐く。そのまま下腹部をゆっくり絞りながら、ゆっくり20数えて息を吐いていく
同時に肛門もゆっくりと閉じていき、そのまま息を吐ききる

「マインドフルネス」で脳を休ませる

マインドフルネス前

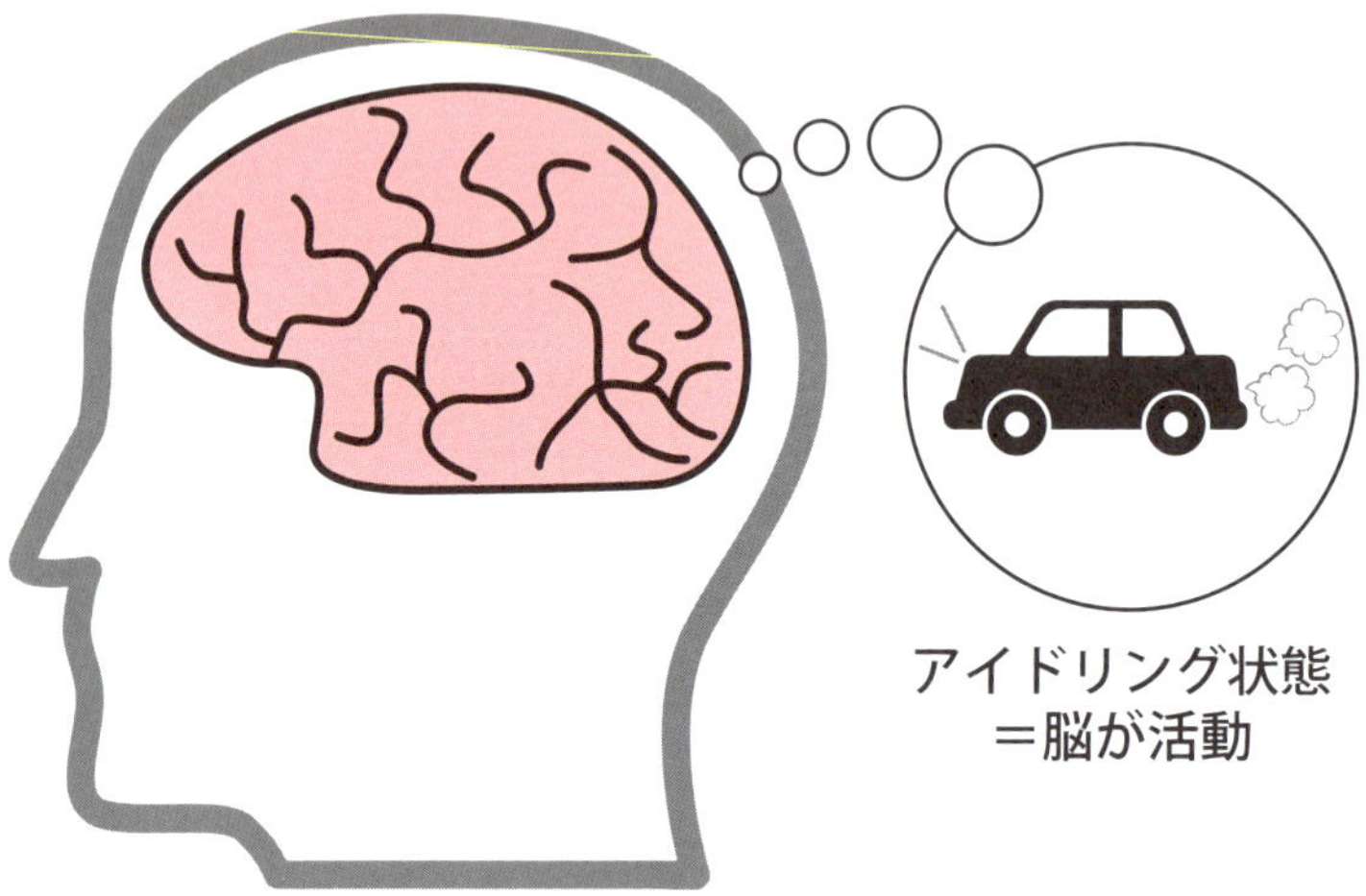

　世界の一流企業などでストレス対処法として取り上げられ、近年注目を集めている「マインドフルネス」をご存じでしょうか。瞑想法の一種で、その効果はビジネスだけでなく医学的にも実証されています。

　ハーバード大学でも研究が進められており、記憶力をつかさどる海馬が活性化したり、興奮する部分を抑えられたりと、脳に対してさまざまな効果があることがわかっています。

　なかでも一番大きな効果は、脳の「デフォルト・モード・ネットワーク（ＤＭＮ）」の活動を抑えられることです。

　ＤＭＮは、前頭前野《ぜんとうぜんや》、帯状回《たいじょうかい》などからなる脳のネットワークで、安静時でもすぐに動けるよう、脳をアイドリング状態にしています。私たちの脳は、会話や読書などで頭を意識的に使っ

マインドフルネス後

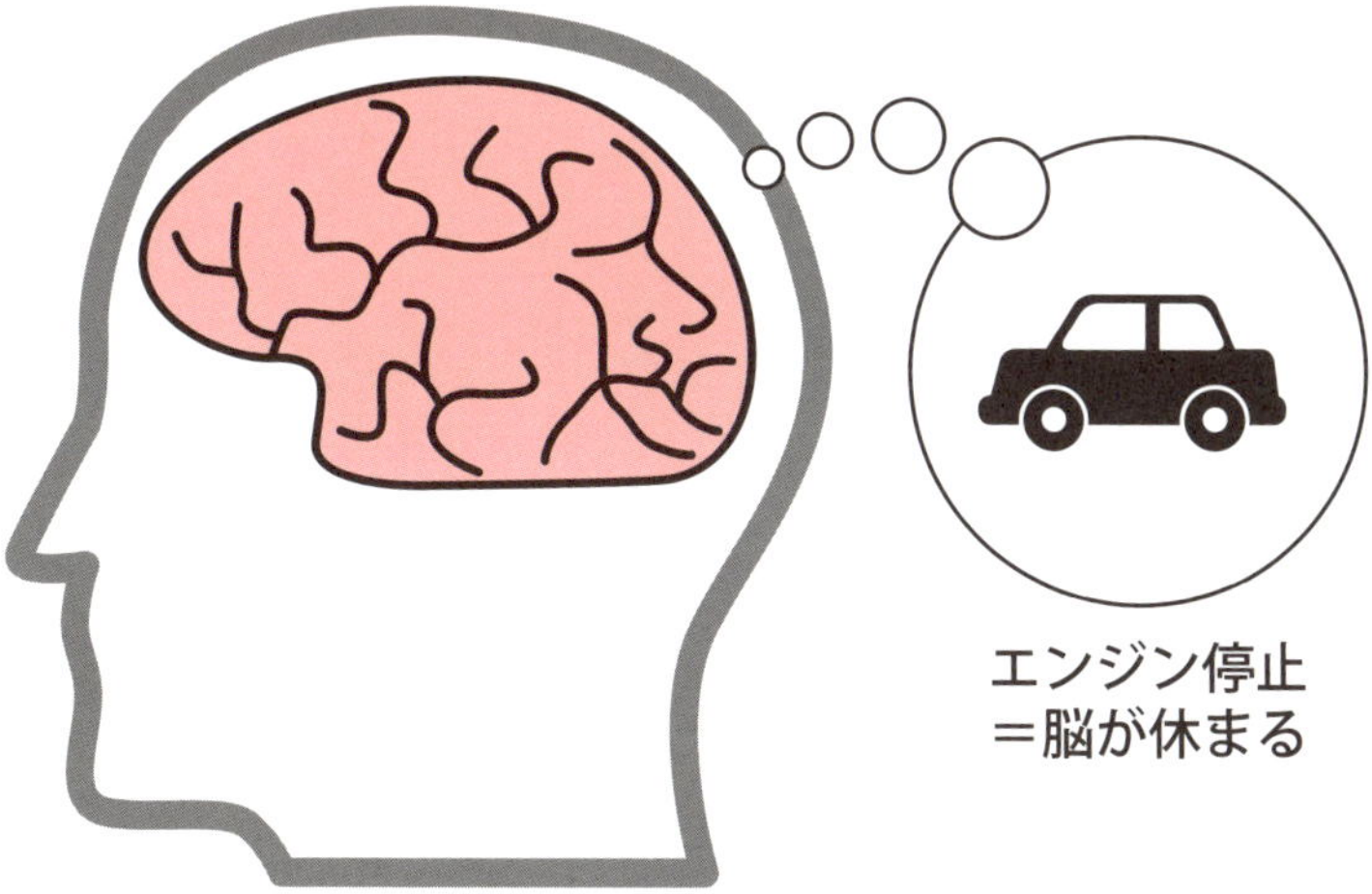

ていないときでも、常にDMNが働いているのです。そして車が走っていないアイドリング状態でもガソリンを消費してしまうように、DMN状態でも脳のエネルギーは消費されています。その活動量は脳全体の8割に及ぶというデータもあります。このDMNの活動を抑えることによって脳を休め、それがストレス軽減につながるというわけです。

それだけではありません。私は最近自律神経を測るセンサーを開発したのですが、それを使ってマインドフルネス前後の自律神経の状態を比較してみると、明らかにマインドフルネス後に副交感神経のほうが優位になっているのです。つまり、マインドフルネスは毛細血管をゆるめるのにも役立つということです。

夜寝る前におこなえば質のいい睡眠につながりますし、脳を休めるので日中頭をリセットしたいときにもおすすめです。

マインドフルネス瞑想で、心と体が変わる

では、実際にマインドフルネス瞑想を体験してみましょう。先ほど呼吸法のやり方を解説しましたが、マインドフルネスはそれとは少し異なります。呼吸には意識を向けるのですが、呼吸の数ではなく、「今、息をしている」ことそのものに意識を向けるのです。

まず姿勢を正して椅子に座り、目を閉じます。そうして一度頭のなかの雑念を払います。それから呼吸に意識を集中します。ゆっくりと息を鼻から吸って、鼻から吐きます。このときの鼻や胸、お腹の動き、足裏などに意識を向けます。呼吸を1、2、3…とカウントしていくのもいいでしょう。数が増えていくと今度はそちらに意識が向いてしまうので、10まで行ったらまた1に戻ります。こうして、「今、ここ」に意識を集中するのです。やりはじめると、「昨日はああすればよかった」「明日は朝イチであれをやらないと」などさまざまな雑念が浮かんでくるものですが、その雑念は雑念として受け止め、今、呼吸をしている体の動きや呼吸のカウントに意識を向けます。私たちの心は、現在ではなく過去や未来につい揺れ動いてしまいますが、瞑想を通して今に集中できるようになっていくと感情に振り回されなくなり、物事を客観的にとらえられるようになっていきます。

このような座っておこなう方法以外に、歩きながらおこなうウォーキング瞑想もあります。歩きながら1歩1歩を1、2、1、2とカウントして意識を向けたり、右手、左手、右足、左足にセンサーがついているイメージで意識を向けます。

ポイントは今、ここに意識を集中すること。5分〜15分程度でいいので、ぜひお試しください。

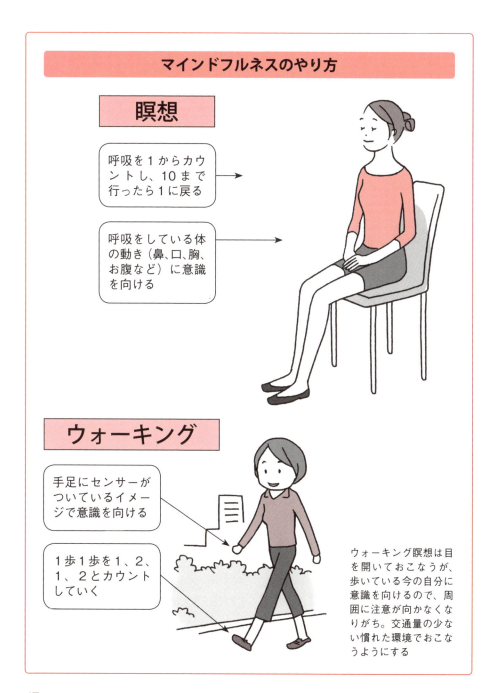

マインドフルネスのやり方

瞑想

呼吸を1からカウントし、10まで行ったら1に戻る

呼吸をしている体の動き（鼻、口、胸、お腹など）に意識を向ける

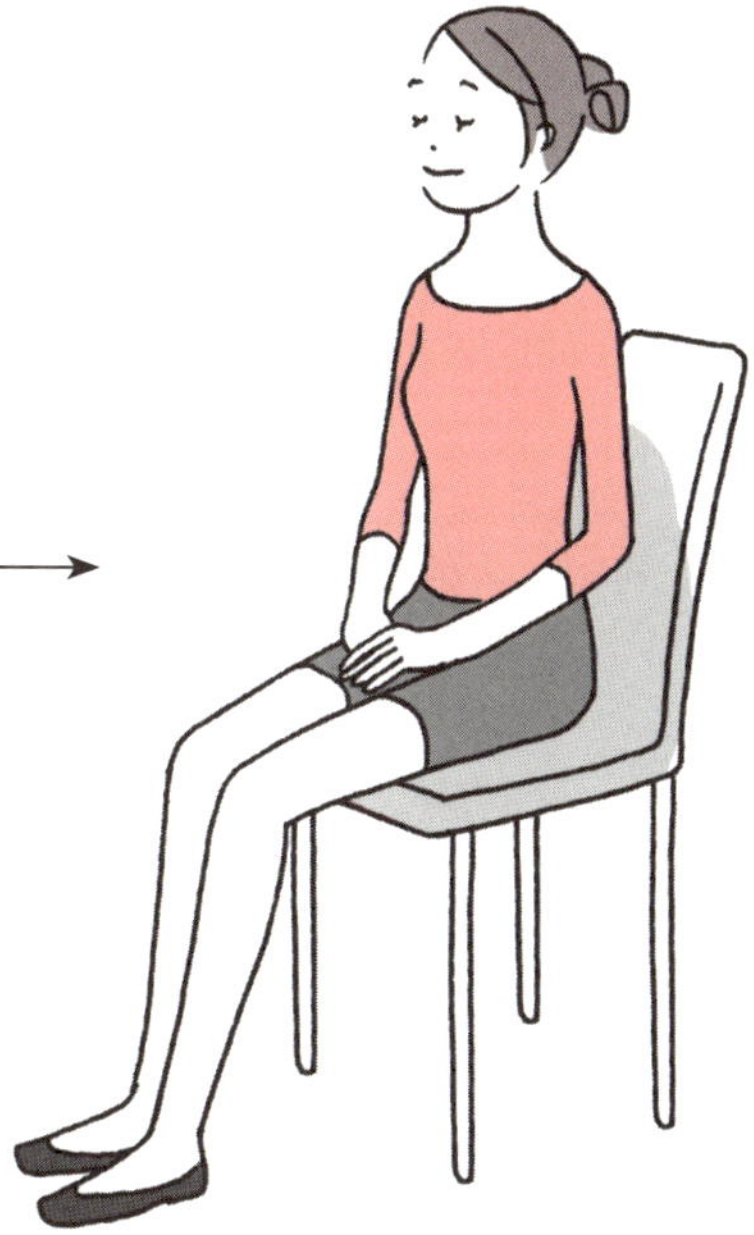

ウォーキング

手足にセンサーがついているイメージで意識を向ける

1歩1歩を1、2、1、2とカウントしていく

ウォーキング瞑想は目を開いておこなうが、歩いている今の自分に意識を向けるので、周囲に注意が向かなくなりがち。交通量の少ない慣れた環境でおこなうようにする

寝付きがよくなる入浴のコツ

「毛細血管力」を高めるためには、入浴にもコツがあります。ポイントは、交感神経から副交感神経へとうまくシフトするようもっていくことです。そのためにはシャワーですませず、少なくとも10分は湯船に浸かりましょう。湯船のお湯の温度は38～41度くらいにします。熱すぎないくらいのお湯に浸かっていると、末梢の血流がよくなり、そこに血液が移動して、体の中心部の血液は少なくなります。その結果、体にたくわえられていた熱が下がり、深部体温が低下します。これが自然な眠気を催すのです。寝る直前に体が熱すぎると、かえって寝つきが悪くなるので、入浴は寝る1時間前までにすませましょう。入浴するときは浴室と脱衣所の温度差をなるべくなくすことも大切です。浴室や脱衣所が寒いと、広がっていた血管が急に収縮し、血圧が上がってしまいます。交感神経が優位になるだけでなく、高血圧の方には危険が伴います。

また、サウナや水風呂も交感神経を優位にしてしまいます。夜、スポーツジムに行き、そこで入浴をすませるという人もいるかと思いますが、あまり無理はしないようにしましょう。なお、入浴後は部屋の照明を暗めにしておくと、睡眠に入りやすくなります。

さらに効果を高めたい場合は、入浴時に湯船のなかでストレッチするのもおすすめです。筋肉を伸ばすことで血流をよくし、その状態を維持したまま睡眠に入れば、眠っている間におこなわれる体のメンテナンスもうまくいきます。次ページの「降圧ストレッチ」は、非常に簡単なストレッチですが、毛細血管をゆるめる効果があるため、高血圧の人にもおすすめです。

降圧ストレッチで質のいい睡眠を

手首のストレッチ

湯船に浸かった状態で左腕を伸ばし、もう片方の手で親指以外の指を押さえて10回程度手首を反らす。右手も同様におこなう

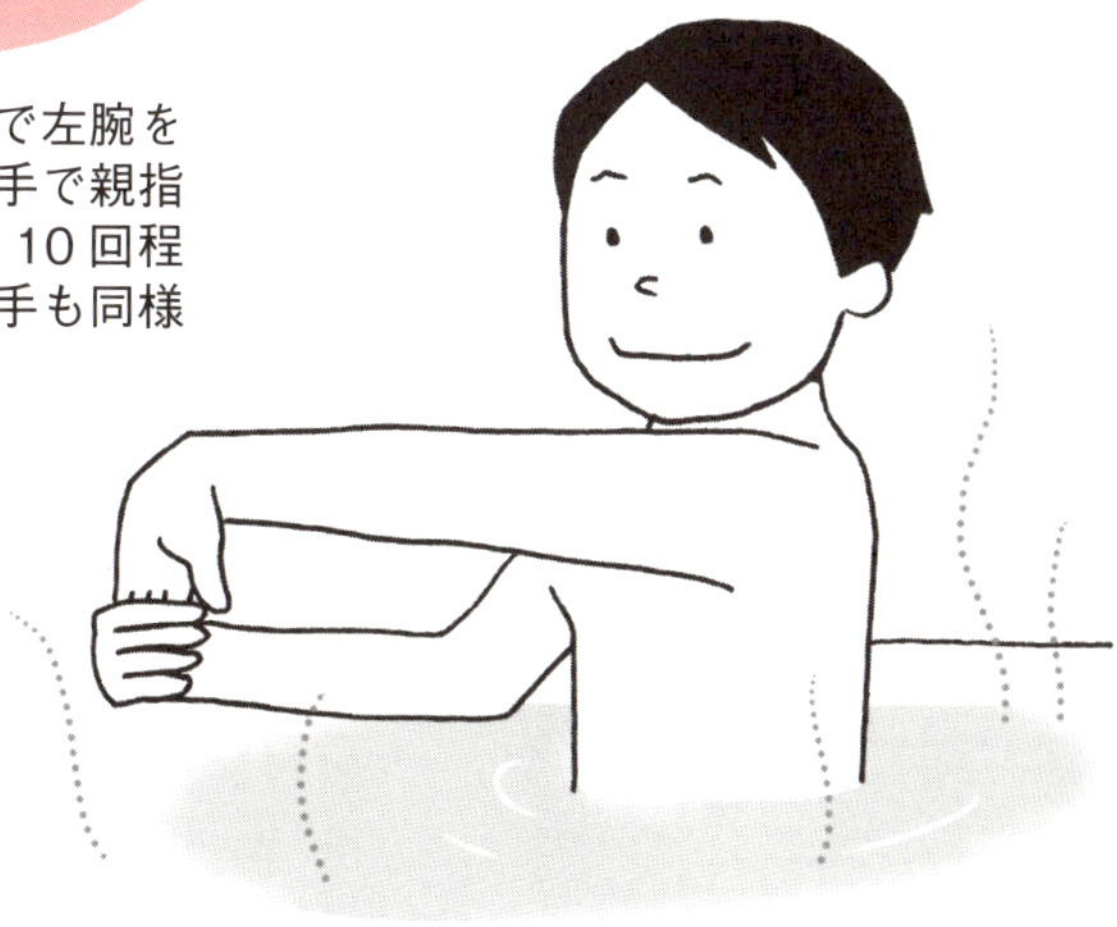

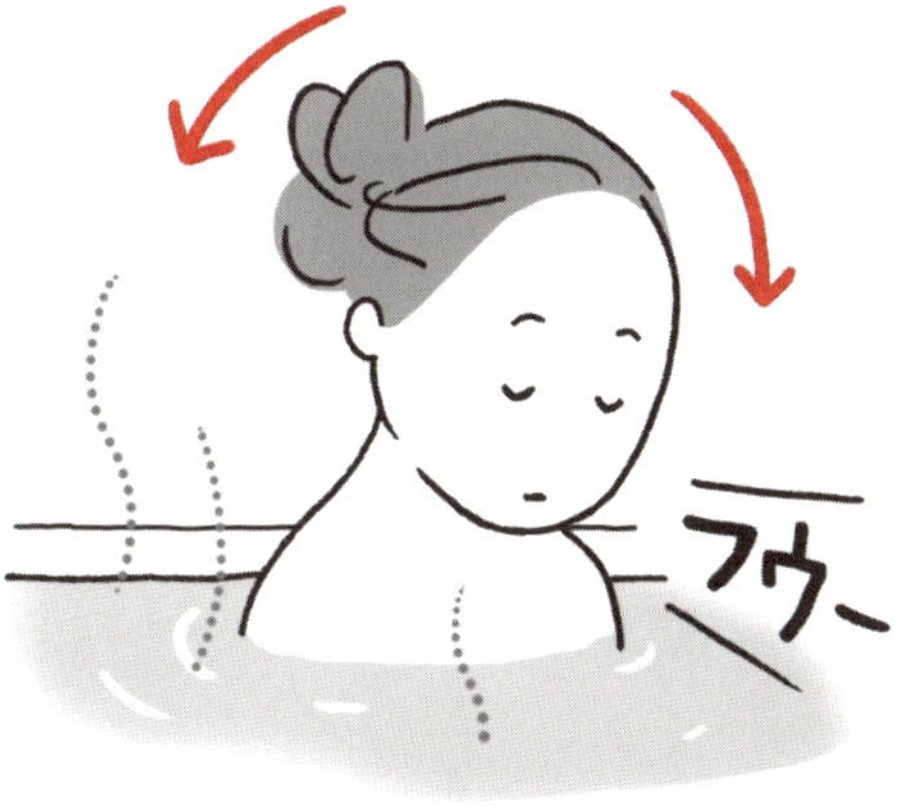

首のストレッチ

息を吐きながら、首をゆっくり前に倒したあと、ゆっくり後ろに倒す。次に首を前から左回りにゆっくり大きく回し、同様に右回りに大きく回す。これをそれぞれ3周おこなう

血管に効く！お風呂上がりのストレッチ

入浴後のストレッチも、「毛細血管力」を高めるのに役立ちます。入浴後は血行がよくなっているので、ストレッチをするのには最適です。

長時間座っていることが多い現代人は、股関節が凝り固まりがちです。股関節が硬いと、歩幅がせまくなり、歩いていても小さな段差につまずきやすくなったり、姿勢が悪くなってきたりします。

入浴後は、関節がやわらかくなっているので、関節の可動域いっぱいまで伸ばすことができます。最初は思うように伸ばせないかもしれませんが、毎日5分ずつでも続けることが大切です。続けていくうちに少しずつ可動域が広がり、肩こりや腰痛の改善、ひいては姿勢もよくなってくるでしょう。

次ページで紹介するのは、お風呂上がりにおこなうと効果的な下半身のストレッチです。入浴後に呼吸をしながらゆっくりおこなうことで、副交感神経が優位になり、毛細血管をゆるめるのに役立ちます。

ただし、最初から無理しておこなわないことが大切です。いきなり伸ばすとかえって関節を痛めてしまうだけでなく、無理をすることで体が緊張し、今度は交感神経が優位になって逆効果です。できる範囲で少しずつおこないましょう。

なお、入浴中、41ページで紹介した腹式呼吸をすることで、副交感神経を優位にする方法もおすすめです。

毛細血管をゆるめる入浴後のストレッチ

[入浴後のストレッチ　レベル1]

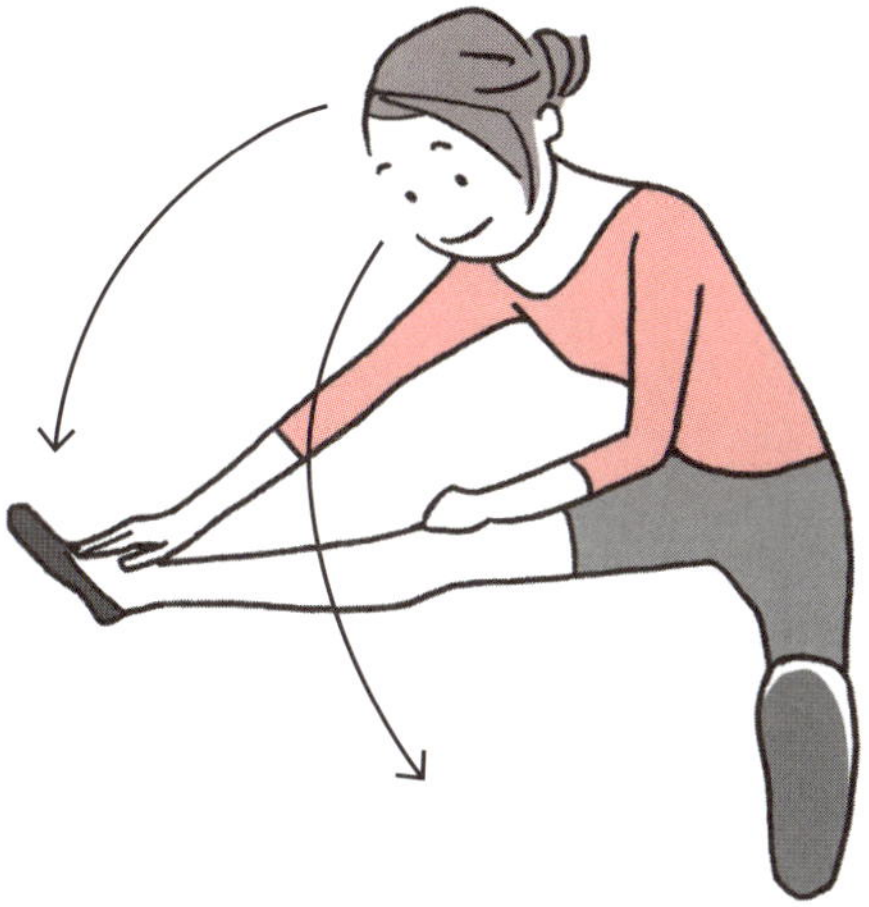

❶床に座り、両脚を無理のない範囲で開く。まず前屈して腰や背中を伸ばす

❷背筋を伸ばしたまま、右脚にお腹をつけるようなつもりで体を倒す。次に同様に左脚のほうにも体を倒す。つま先を自分のほうに起こすようにするとよい。5～10回程度、無理のない範囲でおこなう

**ゆっくり
呼吸しながら筋肉が
伸びて気持ちがいい
ところで止めて
10秒キープ**

[入浴後のストレッチ　レベル2]

❶床に座り、両脚を無理のない範囲で開く

❷息を吐きながら、左脚だけをゆっくり曲げて、左太ももの前面の筋肉を伸ばすことを意識する。反対の脚も同様に。5～10回程度、無理のない範囲でおこなう。余裕があれば、上半身を後ろに倒す（負荷が強くなるため）

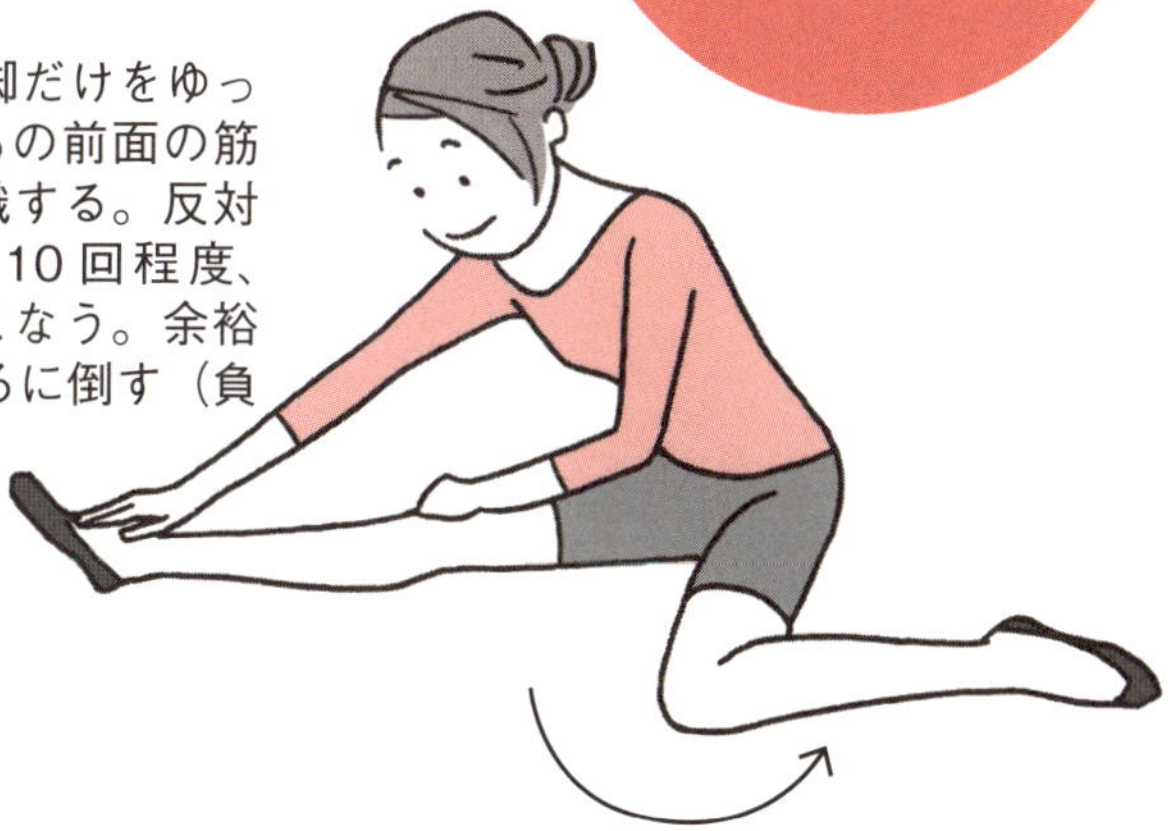

【ステップ2】血管をゆるめる時間をキープ

毛細血管をゆるめるのに最適な時間、それはズバリ睡眠中です。それには、自律神経をうまく使うことがポイントです。

自律神経のなかでもリラックスモードになると優位になる副交感神経の働きを高め、質のいい睡眠にもっていくことが大切で、そのためには一日の過ごし方を見直し、体内リズムを整えることからスタートする必要があります。夕方以降は、日中優位になっていた交感神経からリラックスモードの副交感神経にスイッチがスムーズに切り替わるようにします。

副交感神経の働きが高まると、毛細血管もゆるみます。毛細血管がゆるめば、昼間に血中に入った栄養分や酸素、あるいは睡眠中に潤沢に分泌されるホルモンが末梢まで行きわたり、体のメンテナンスも十分におこなわれるというわけです。これを夜間の道路工事にたとえてみましょう。

質のいい睡眠がとれていると、寝ている間に傷ついた細胞を修復するなど、体のメンテナンスを十分におこなうことができます。工場で実際にメンテナンス（工事）をしている現場が、毛細血管の内膜にある内皮細胞です。内皮細胞にメンテナンスに必要な酸素や栄養素、ホルモンなどの材料を届けているのは毛細血管を流れる血液です。酸素や栄養素、ホルモンがあり、そのルート（毛細血管）が整っていて、工事をおこなうにふさわしい時間帯（夜）に材料がきちんと届けられるということが大切です。工事が終わらないいまま、あるいはできないいまま、朝を迎えてしまうと、昼間、ボコボコの道路を使わなければならなくなります。睡眠はまさに「体の再生工場」なのです。

体のメンテナンスは"夜"おこなわれる！

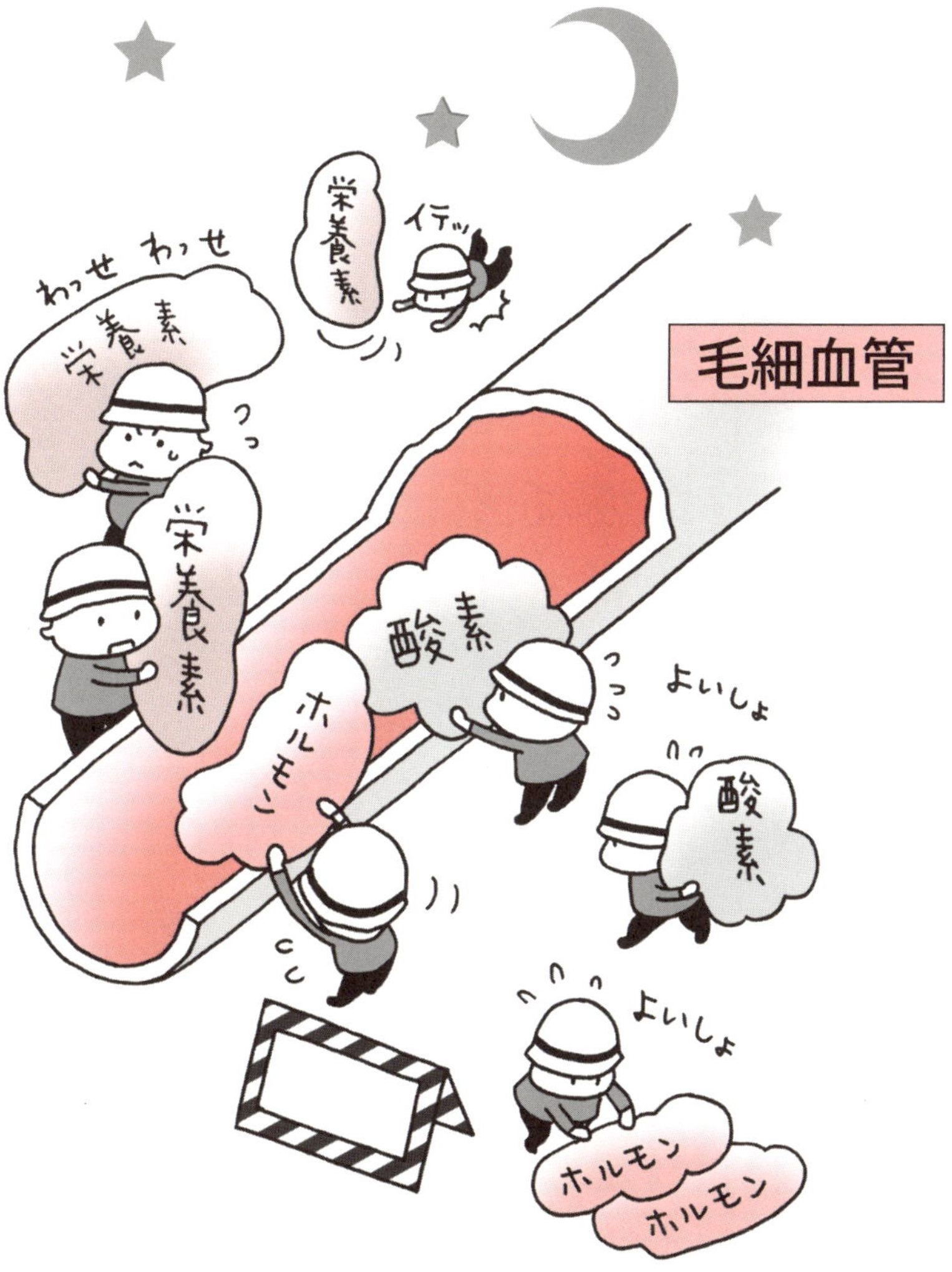

夜、副交感神経が優位になり毛細血管がゆるむと、栄養分や酸素、ホルモンが末梢まで十分に行きわたる

「長く寝る」よりも「いつ寝るか」が大切

私はこれまでさまざまな場所で睡眠の重要性についてお話してきましたが、「健康のためには長く寝ればいい」と誤解している人が少なくありません。しかし、「毛細血管力」を高める睡眠にはちょっとしたコツがあります。そのひとつが眠る時間帯。私がおすすめするのは「夜11時就寝～朝6時起床」です。

夜11時に就寝すると、寝入りばなの1、2時間後あたりに、アンチエイジングホルモンである成長ホルモンの分泌がピークになります。そして「睡眠ホルモン」と呼ばれるメラトニンが分泌されることで、眠気を催します。

メラトニンが分泌されるためには、朝日をしっかり浴びてメラトニンの原料となるセロトニンを分泌させる必要があります。メラトニンのスイッチが入り、約15時間後にメラトニンの分泌がスタートすることがわかっていますから、起床を6時とすると、メラトニンの分泌は午後9時頃になります。眠気が来て夜11時に就寝すると、メラトニンの分泌のピークになるのは分泌がはじまった数時間後なので、ちょうど午前1時頃には、成長ホルモンとメラトニンの分泌のピークが重なることになります。この「ゴールデンタイム」を利用すれば、体の再生工場は効率よく稼働でき、体のメンテナンスがしっかりとなされるというわけです。

効率よく体内のメンテナンスをおこない、血管をゆるめる時間をキープするには、夜11時就寝、遅くとも0時までには眠りにつくようにしましょう。

"血管をゆるめる"ゴールデンタイム

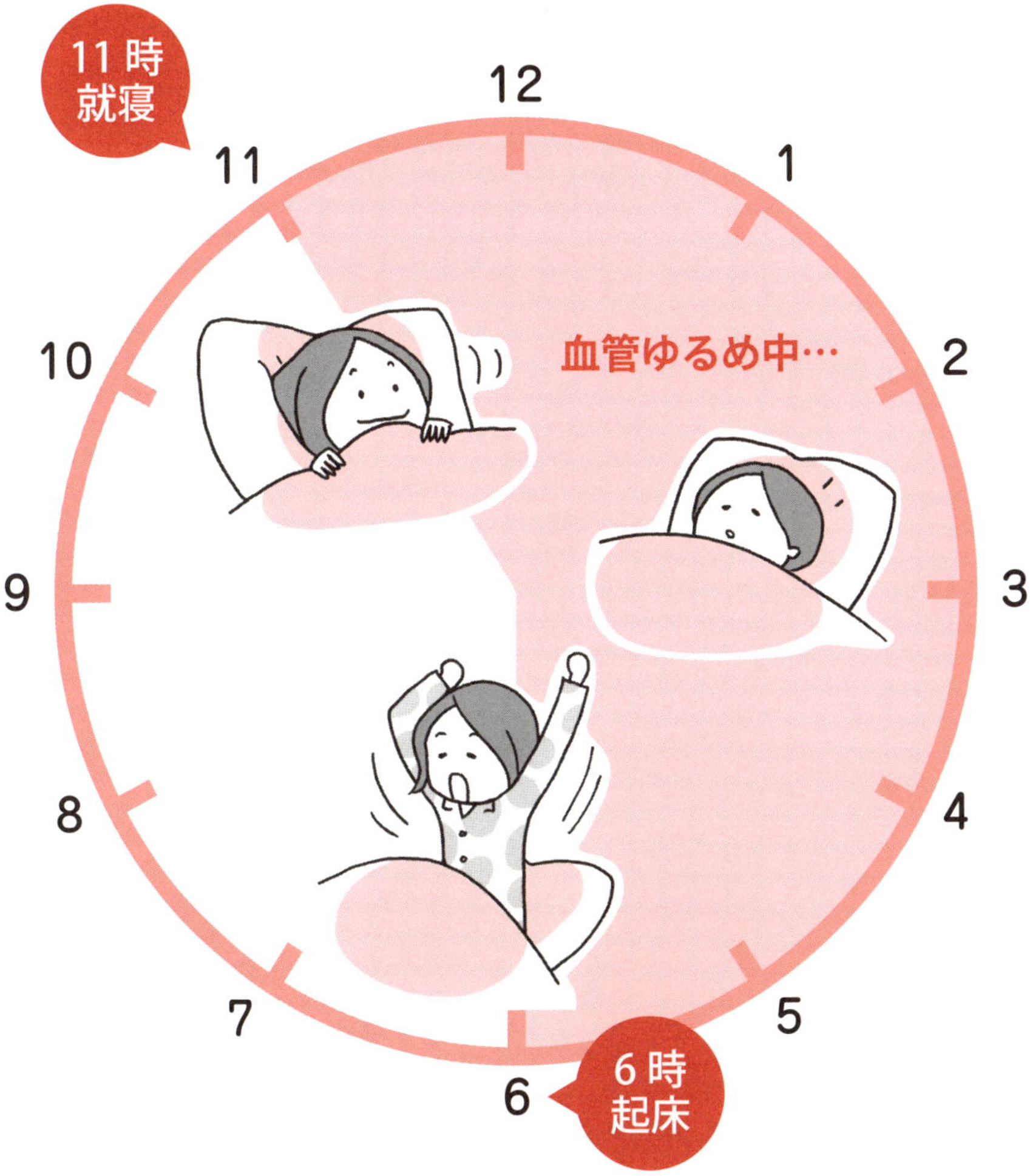

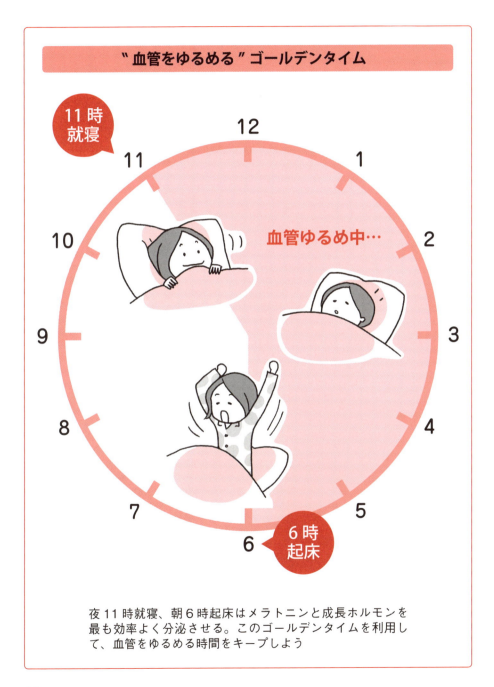

夜11時就寝、朝6時起床はメラトニンと成長ホルモンを最も効率よく分泌させる。このゴールデンタイムを利用して、血管をゆるめる時間をキープしよう

長生きできる睡眠時間は7時間

仕事や勉強で忙しい人が少しでも時間を確保するためには、どこを削ればいいか――そのターゲットになりやすいのは、なんといっても睡眠です。実際、短時間睡眠をテーマにした本も多数出版されています。しかし、繰り返しお話ししているように、睡眠は単なる休息時間ではなく、病気にならない、老けない体をつくるために、さまざまなことをおこなっている時間、つまり「体の再生工場」がフル稼働する時間です。このような視点で考えると、短時間睡眠はナンセンスです。

第一に、４時間、５時間といった短時間睡眠では、「体の再生工場」での十分な作業時間がとれません。眠っている間に体の再生や修復がきちんとおこなわれるようにするには、７時間睡眠がベストです。第二に、短時間睡眠により、体内リズムが崩れる可能性が高いことがあげられます。私たちの体は、体内時計が備わっており、その時計は太陽光によって誤差を調整しているのですが、朝、光を浴びることがないと、その誤差を調整することができません。

血流をコントロールする自律神経は、体内時計の影響を受けています。交感神経が優位になると血管が収縮し、副交感神経が優位のときは拡張します。副交感神経が優位になり、血管をゆるめるべきときに、それができなくなってしまうと、血管という道路がせばまってしまい、メンテナンスが追いつかなくなる――その結果、病気や不調を招いてしまうことになるのです。

「毛細血管力」をアップさせるために、質の高い睡眠によって毛細血管をゆるめる時間をキープしましょう。

睡眠時間は短くても長くても体に影響する

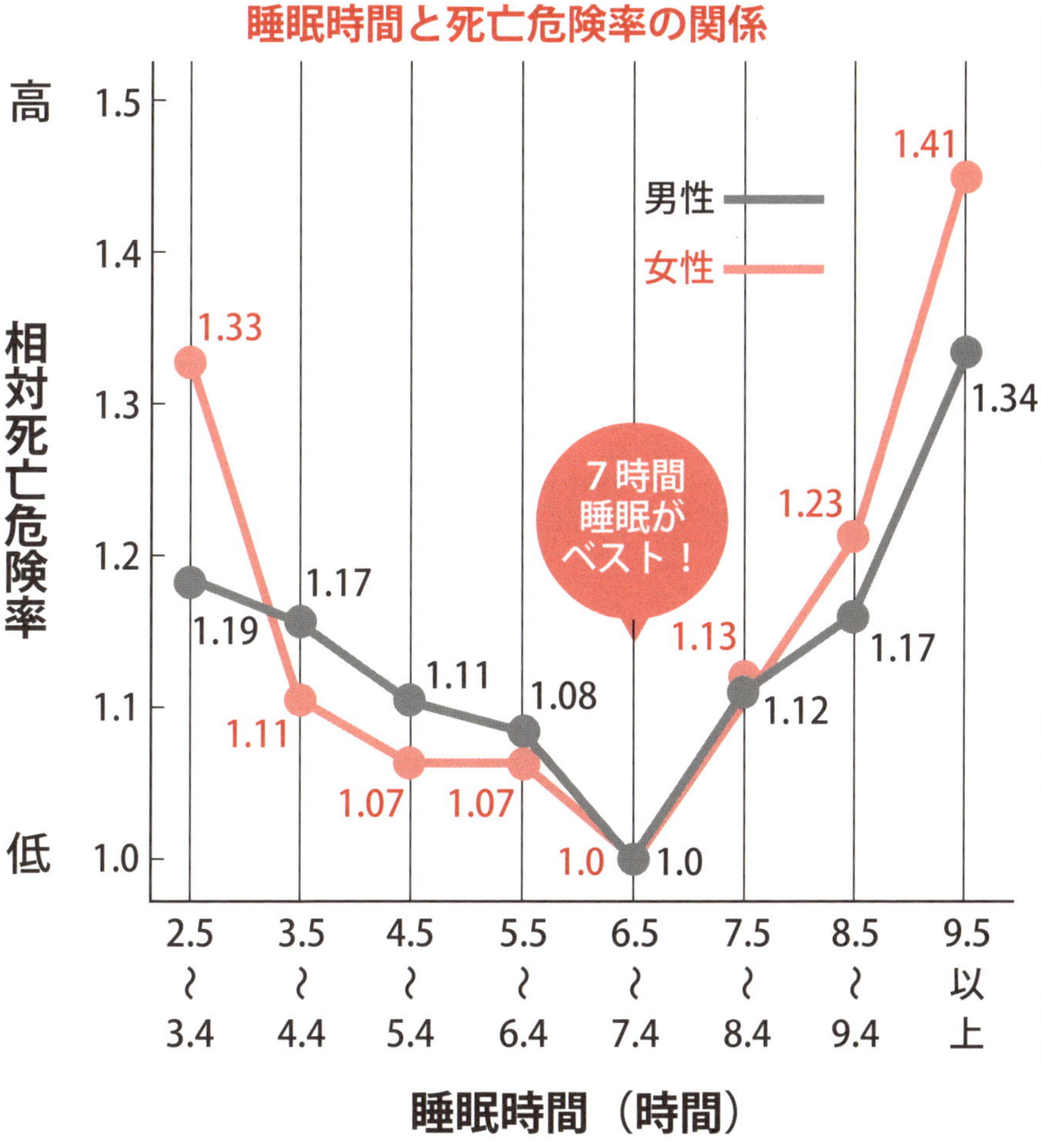

6.5 〜 7.4 時間睡眠の場合の死亡率を 1 としたときの死亡危険率

米国で実施された調査（1982 〜 1988 年）。Kripke DF.et al:Arch Gen Psychiatry 59:131-36,2002

カリフォルニア大学の調査によると、睡眠時間が 6.5 〜 7.4 時間の人が最も死亡率が低く、短くても長くても死亡率が高くなるという結果が出ている

短時間睡眠、シフトワーカーの対処法

睡眠が大切なのはわかっていても、忙しくて徹夜してしまうこともあるでしょう。そんなときのポイントは、できるだけ起きる時間を一定にすることです。

たとえば、普段夜12時に寝て朝7時に起きるという7時間睡眠の人が、忙しくて3時間しか睡眠時間がとれなかったとします。その場合、夜12時に寝て朝3時に起きるのではなく、朝4時に眠り3時間後の7時に起きるのです。なぜかというと、光と食事のタイミングによって、体内時計がリセットされるからです。起きる時間が一定ならば、太陽の光を浴びるタイミングや食事のタイミングも同じになり、体内リズムが一定に保たれます。休日にはいつもより遅く起きたり、睡眠不足にならないよう寝だめをする人もいるかと思いますが、これは体内リズムを乱してしまいます。睡眠は、借金の返済はできるのですが、貯金はできません。休日でも毎朝同じ時間に起きることが大切です。もし長く寝たい場合は、起きる時間はいつもと同じにして、早寝するようにしてください。

夜も働いているシフトワーカーの人の睡眠のポイントは、寝るときにできるだけ部屋を真っ暗にすることです。少々の光でも、メラトニンの産生に悪影響を及ぼすことがわかってきているので、遮光カーテンやアイマスクを使って、光がなるべく入らないようにするといいでしょう。反対に目覚めを促したいときは、光を利用する手もあります。朝起きたとき、脳に覚醒のスイッチを入れるために、閉め切っていたカーテンを開けるようにしてください。また、目を覚ますためにコンビニエンスストアなど明るい場所に行くのもおすすめです。

短時間睡眠せざるを得ないときの対処法

夜12時就寝、朝7時起床の人が
3時間しか睡眠できない場合

POINT 起床時間を一定にする

〇 朝4時就寝、
朝7時起床

× 夜12時就寝、
朝3時起床

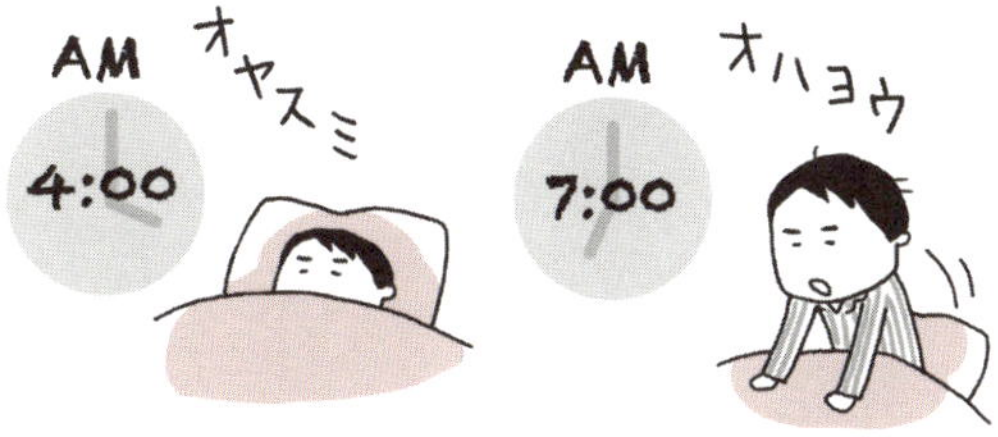

起きる時間を一定にすることで、太陽の光を浴びるタイミングや食事の時間も一定になり、体内時計がリセットされる

夜勤がある人は…

POINT 目を覚ますために人工の光を利用する

起きたらすぐコンビニへ！

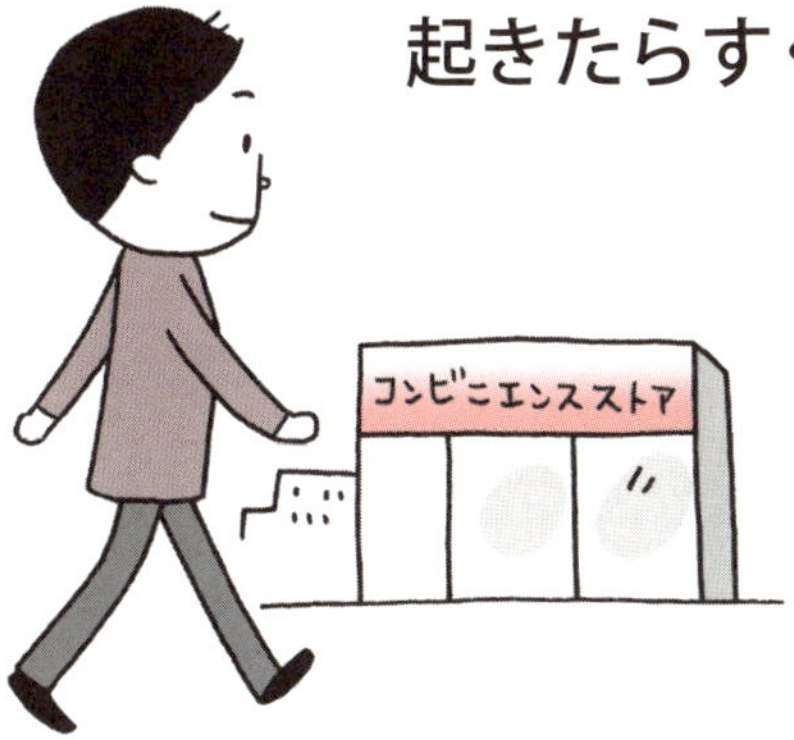

朝、太陽の光を浴びることができない場合は、人工の明るい光を浴びることで代用になる。とくにコンビニの照明は１０００～２０００ルクスあり、目を覚まさせるのに最適

「早起き早寝」が薬いらずの体をつくる！

最近になってようやく、睡眠は血圧に影響しているといわれるようになってきました。高血圧はリスクが高い人でない限り、生活習慣を変えれば、かなり改善されるはずです。私が高血圧の患者さんに指導するとき、まずは「朝起きる時間を一定にすること」で、体内リズムを整えるようお伝えしています。体内時計を整えるには「早寝早起き」ではなく、正確には「早起き早寝」。毎朝一定の時間に起き、体内時計のスイッチをオンにすることが最も大切なのです。

次に睡眠の質と量を整えるようにアドバイスします。働き盛りの世代はとくに、睡眠のサイクルがずれていることも影響します。これも「睡眠不足はよくない」といった単純なことではありません。何時間寝ているか、どの時間帯に寝ているか、質のいい睡眠を得るための日中の過ごし方、夕方以降の体のもっていき方など、一つひとつの習慣が大きくかかわってきます。

こうして生活を変え、体内リズムが整ってくると、薬を飲まなくても血圧が下がってくる人はかなりいます。実際、私の患者さんでこのような指導をしただけで高血圧が改善してしまった方をたくさん見てきました。「生活習慣を変えて健康に」と言葉にしてしまえば、使い古されたように感じる方もいるかもしれません。しかし、突き詰めればこれが王道なのです。患者さんのことを本当に考えたら、生活指導からスタートし、そこに力を注ぎます。そのうえで、必要な患者さんには薬を処方します。人間の体が本来持っている力を十分引き出すこと。それを生かさない手はないのではないでしょうか。ぜひこの本で、生活習慣を見直していただきたいと思います。

不眠が続くと高血圧の発症リスクはアップする

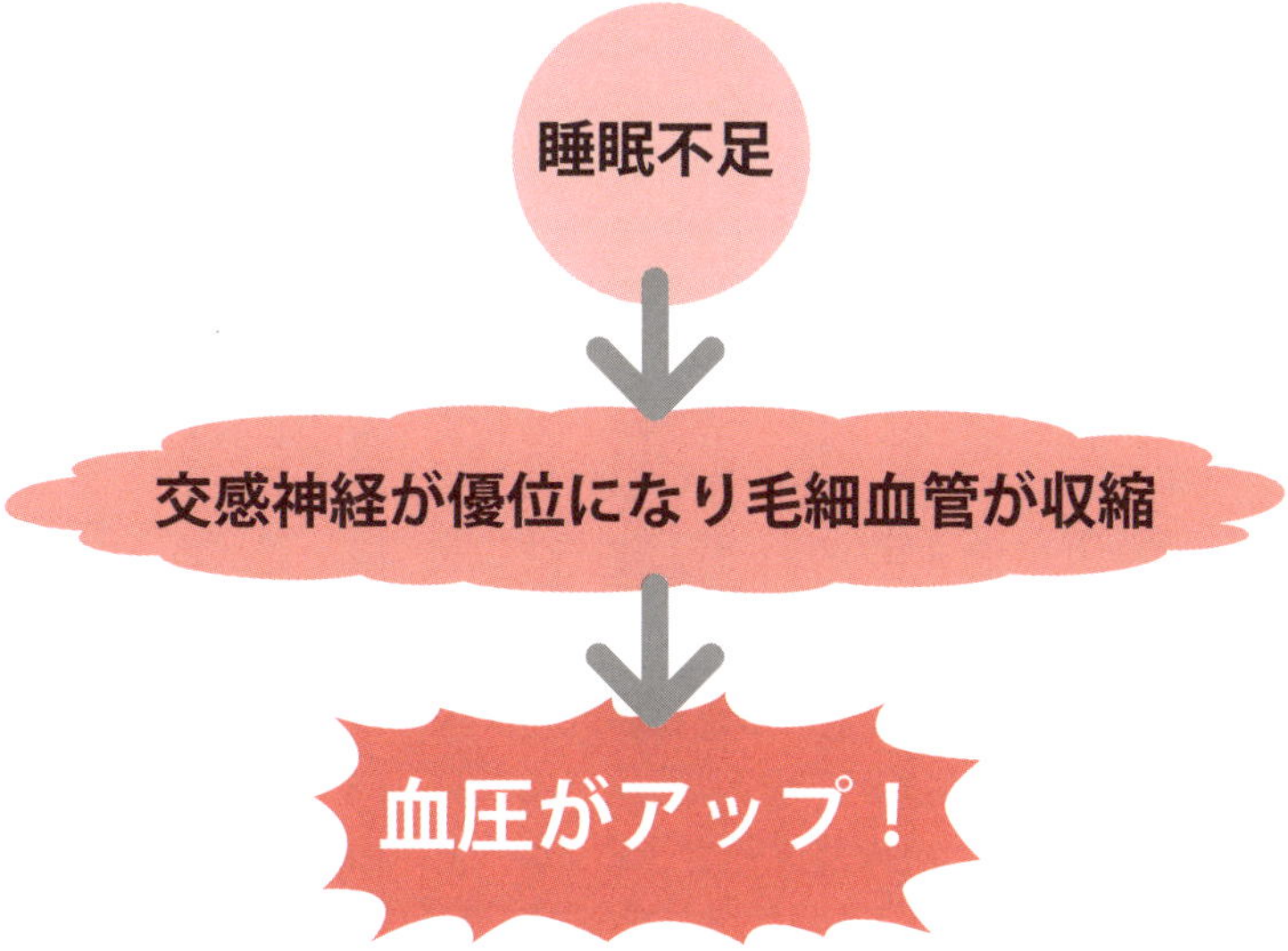

高血圧の患者には不眠症も多い

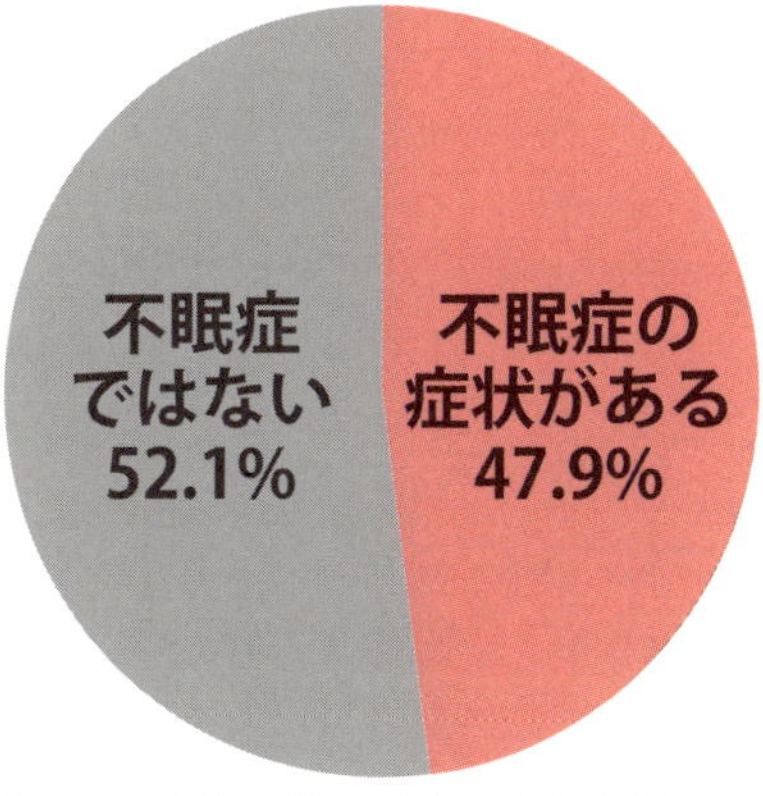

Prejbisz A. et al:Blood Press 15(4):213-219,2006 より改変

高血圧患者を対象としたポーランドの調査によると、患者の約半数に、不眠症の症状が見られた

食事のタイミングも重要

食事には、体に必要な栄養素を摂取する以外に、体に備わっている体内時計をリセットしたり、ホルモン分泌のスイッチを入れる働きがあります。起きる時間を一定にしたほうがいいのと同様に、食事の時間も一定にすることで、体内時計を整えることができるのです。

また、成長ホルモンの3割は運動時と空腹時に分泌されるので、成長ホルモンを出し、体の新陳代謝を高めるには、空腹の時間をつくることが大切です。食事と食事の間隔は5時間くらいになるのが理想的です。一日2食では間隔が空きすぎ、一日5食では成長ホルモンが分泌されなくなりますから、そう考えると一日3食で間食なし、というのが一番です。

昼食と夕食の間隔が空きすぎてしまう人におすすめしているのが、夕食を分けることです。

最近の研究で、時計遺伝子のなかのひとつ、BMAL1《ビーマルワン》が摂取した糖質を脂肪に変える働きのある酵素を増やすことがわかってきました。BMAL1はたんぱく質を分泌していますが、その分泌が多いときに糖質をとると、太りやすくなるのです。BMAL1は朝6、7時くらいから午後3時くらいまでは低い値が続きます。その後徐々に上がりはじめ、夜10時から夜中の2時くらいにピークを迎えると、徐々に下がっていきます。つまり、BMAL1の高い時間帯に糖質をとらないようにすると、肥満を防ぐことにつながるのです。

脂肪が増えるということは、体重が増えるだけでなく、毛細血管にとってもマイナスです。食事のタイミングにも気をつけていただきたいと思います。

「いつ」食べるかが重要な理由

食事と食事の間は５～６時間空けるのが理想

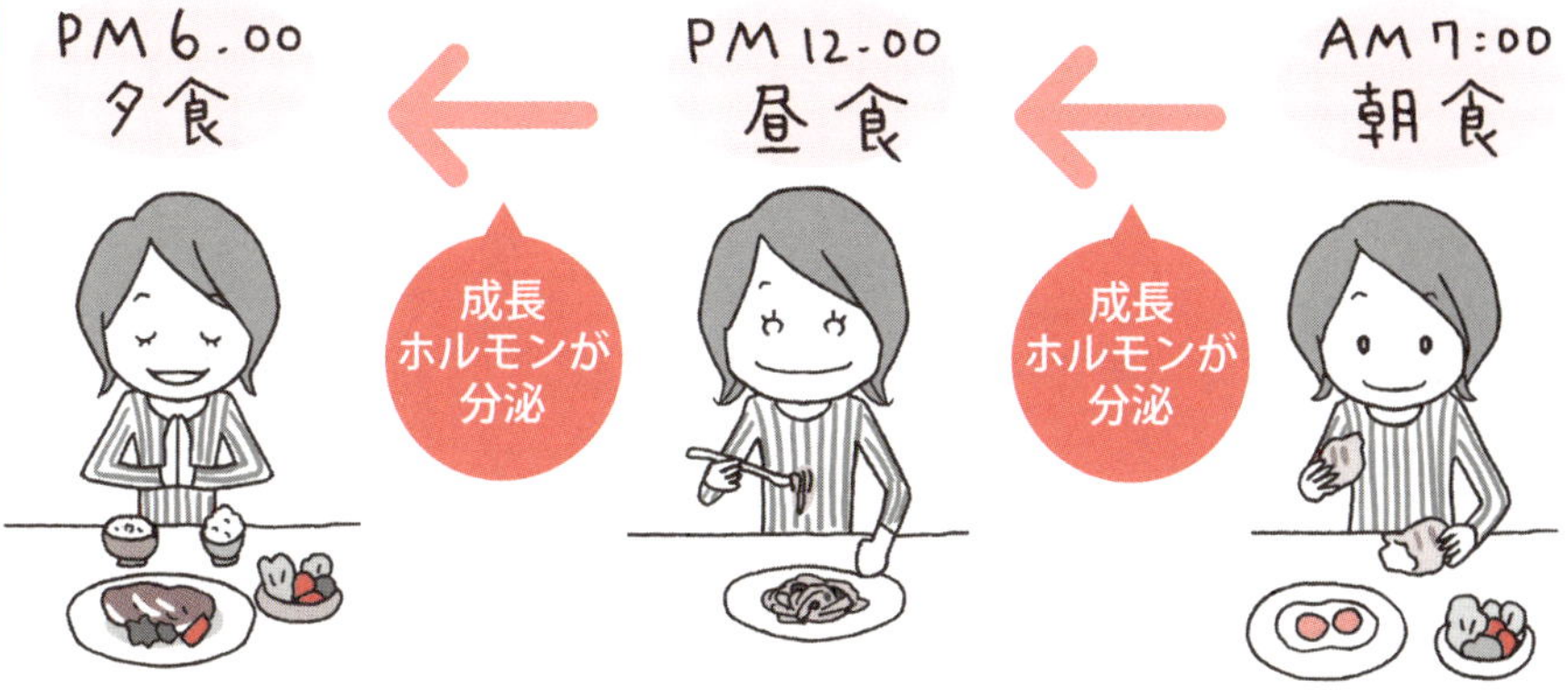

空腹状態になると成長ホルモンが分泌される。ただし食事の間隔が空きすぎてもダメなので、一日３食で間食なしが理想的

食べる時間によって太りやすさは変わる

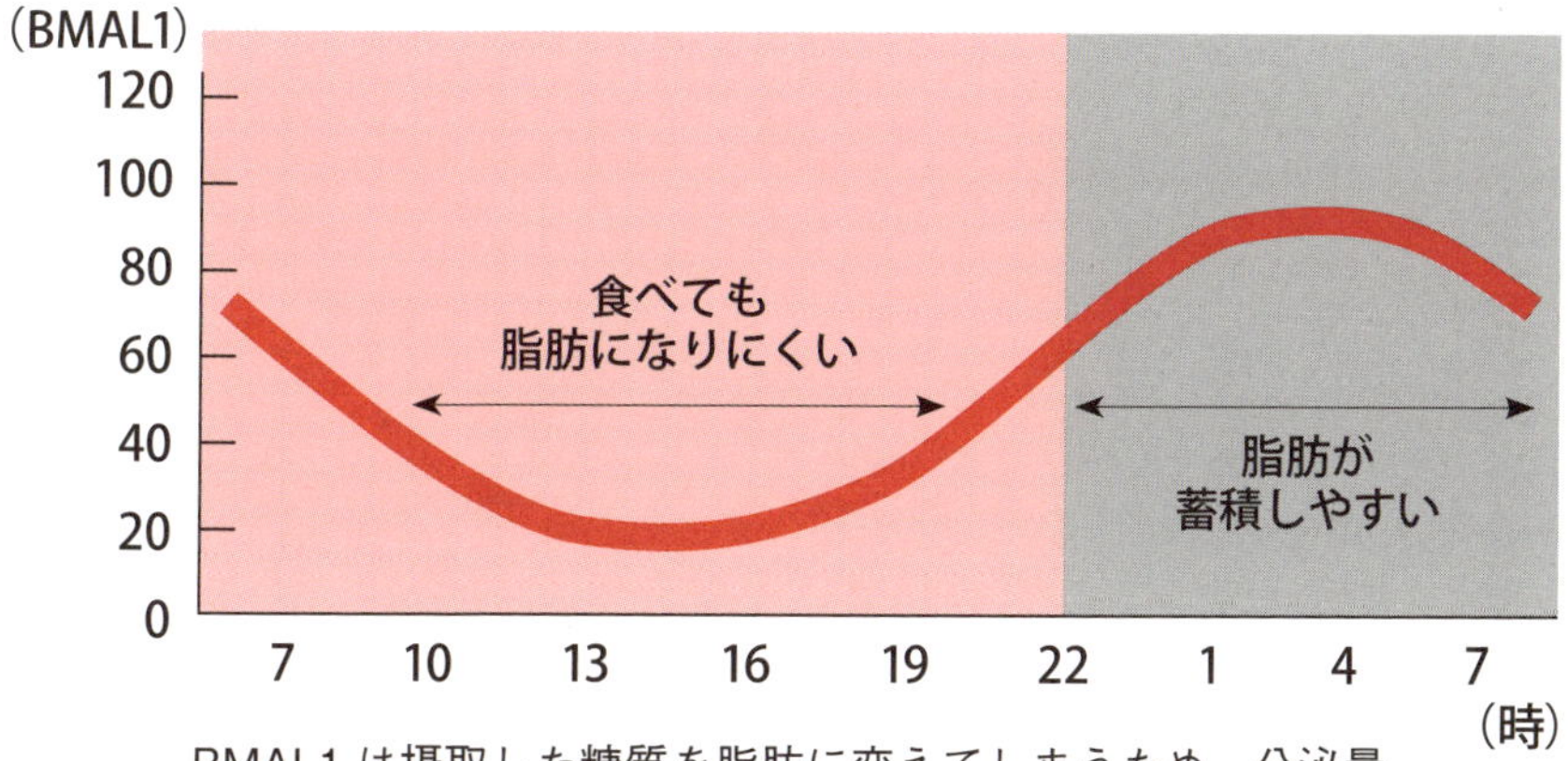

BMAL1 は摂取した糖質を脂肪に変えてしまうため、分泌量が少ない時間帯に食べると肥満を防げる

眠りを妨げるこんな食べ物、習慣に注意

コーヒーや紅茶、緑茶などに含まれるカフェインに覚醒作用があることはよく知られています。そのため寝る4、5時間前には控えたほうがいいといわれますが、最近になって覚醒作用が8、9時間も続いてしまうタイプの人がいることがわかってきました。つまり、昼の3時頃でコーヒーや紅茶をやめておかないと、夜寝付きが悪くなってしまうということです。なかなか寝付けないときは、ノンカフェインのハーブティやホットミルクをおすすめします。

また、寝付きをよくするために寝る前にお酒を飲むのは、実は逆効果。確かに、お酒を飲むと眠くはなりますが、その後かえって目が冴えてしまった経験はありませんか。これは、体内でアルコールを処理するときにできる代謝産物に覚醒作用があるからです。アルコールの摂取は肝臓にも負担をかけますので、寝る4、5時間前までにしましょう。

もうひとつ意外なところでは、歯磨きもメラトニンを抑制し、睡眠の質を低下させてしまいます。口のなかは脳の中枢に近いところにあるため、歯磨きをすることで脳を刺激してしまうからです。また、歯磨き粉に含まれているメントール成分にも覚醒作用があります。寝る直前に歯磨きする人も多いと思いますが、寝る1時間前には歯磨きを終えるようにしましょう。

テレビやパソコン、スマートフォンなどをはじめとする強い光にも注意が必要です（第4章参照）。また繰り返しになりますが、深部体温が高いとかえって眠れなくなるので、入浴は寝る1時間前までにすませましょう。

ぐっすり眠りたいなら寝る前にこれはＮＧ！

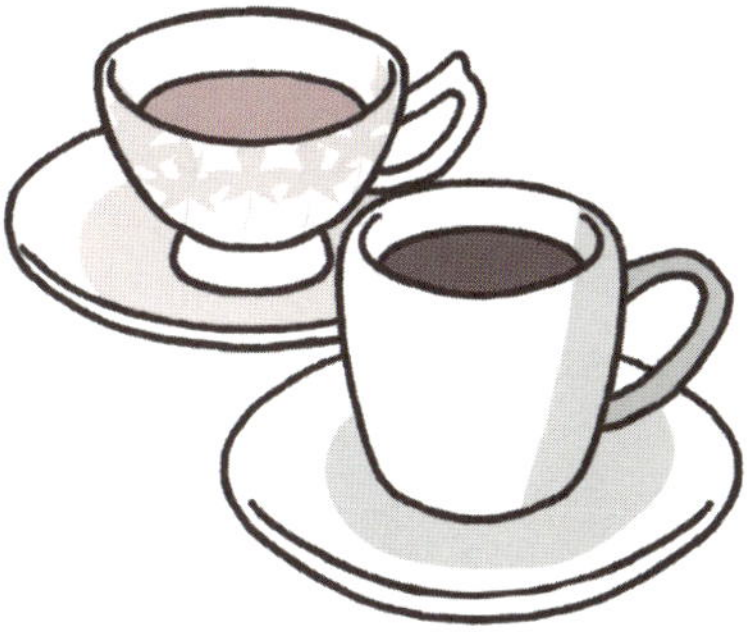

カフェイン

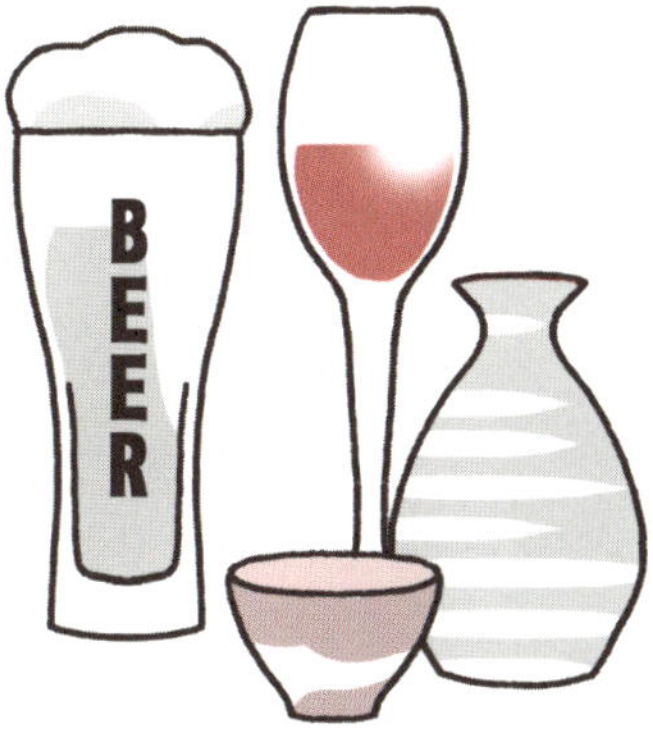

お酒

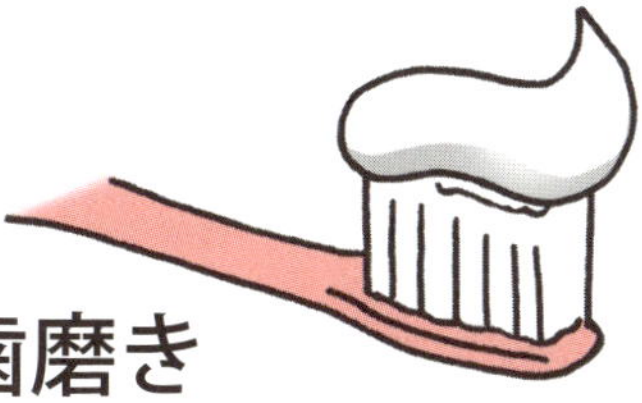

歯磨き

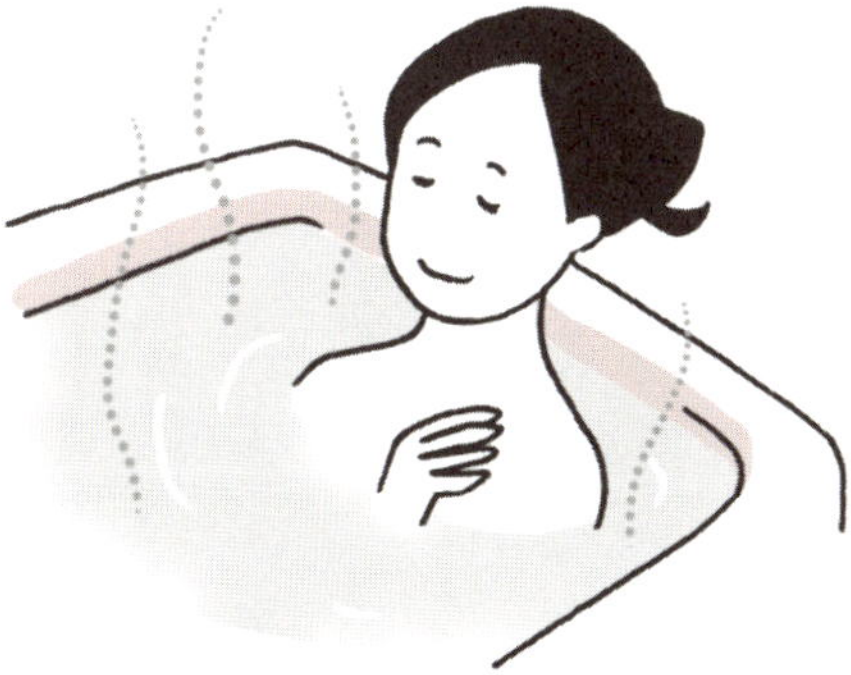

お風呂

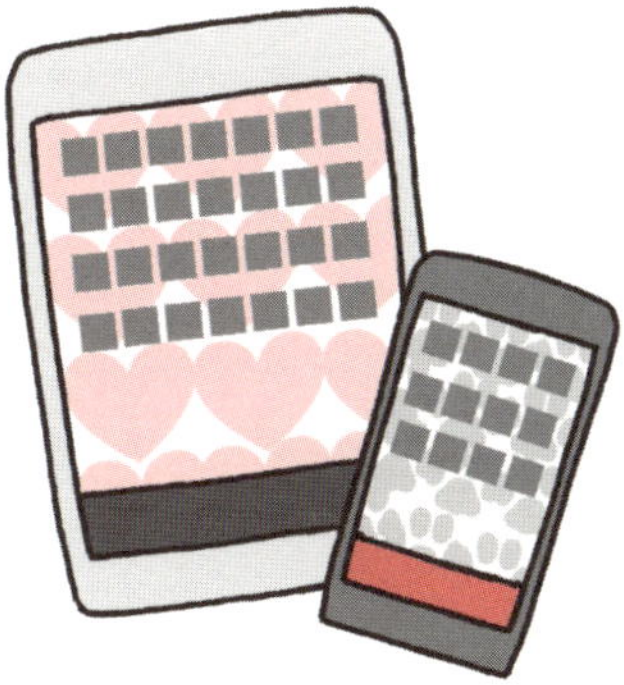

強い光

【ステップ3】血流をアップする

運動は最も簡単に血流をアップできる方法です。とはいえ、忙しい現代人が毎日長い時間を運動にあてるのは難しいもの。短時間で効果を上げる方法をご紹介しましょう。運動は続けることが大切なので、できるだけ続けやすい時間帯におこなうのが基本。ですが、実は血流をアップするのに最も効果的で、アンチエイジングにもつながる時間帯があります。

それが、夕方の時間帯（5時〜7時頃）です。では、なぜこの時間帯がいいのでしょうか。

それは、日中優位に働いていた交感神経のバランスがおさまり、徐々に副交感神経が優位に働いてくる時間帯だからです。すると、筋肉や関節の柔軟性も高くなり、肺機能も高くなってくるのです。つまり、仕事帰りのスポーツジムは、理にかなっているということです。

そこでおすすめしたいのが、「ちょっときつめの運動」です。あまり激しい運動をしてしまうと、逆に交感神経が優位になってしまうので注意しましょう。「ちょっときつめ」の運動は、成長ホルモンの分泌につながります。

夕方分泌された成長ホルモンの効果は、眠りについてからも続きます。これに、前に説明したゴールデンタイムに分泌のピークを迎える成長ホルモンが加わることになるため、「体の再生工場」の材料は充実し、より効果的に体のメンテナンスがおこなわれるというわけです。

とはいえ、運動ならなんでもいいというわけではありません。具体的にどんな運動をするのが効果的なのでしょうか。次項から紹介していきましょう。

血流をアップさせるためには運動を

理想的なのは夕方の時間帯

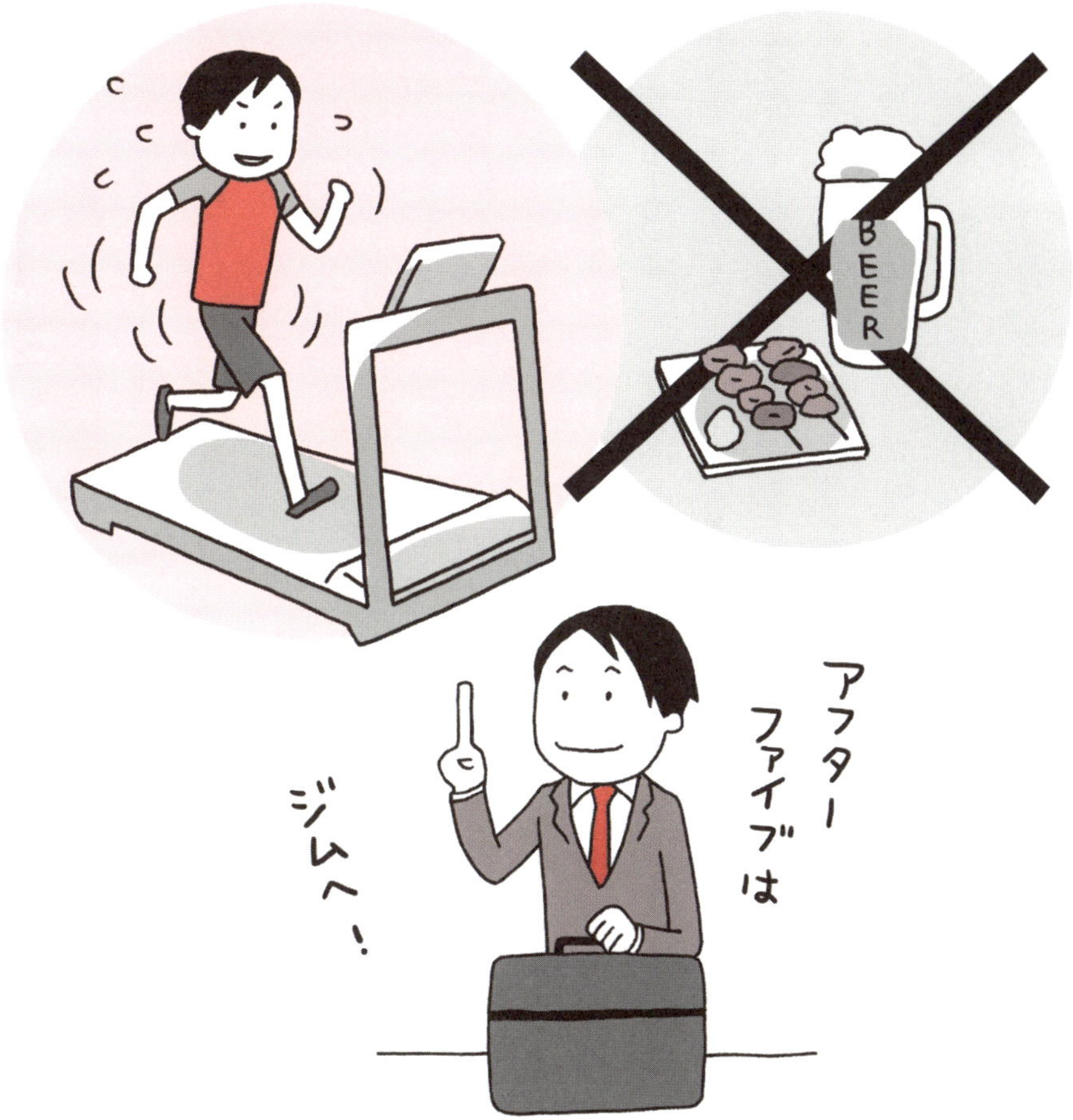

運動は続けやすい時間帯を選ぶことが大切だが、午後５時～７時などの夕方の時間帯がベスト。副交感神経が少しずつ優位になってきて、筋肉の柔軟性もよく、肺機能も高まる時間帯

「筋トレ＋ウォーキング」が毛細血管を増やす

これから私が提案する運動は、一日たったの20分です。

それは「無酸素運動（筋トレ）と有酸素運動（ウォーキング）を組み合わせる」というもの。体に負担が少なく、道具もいらないウォーキングは、どんな年代の人にも手軽にはじめられる有酸素運動です。それに加えて筋トレ（無酸素運動）をおこなうことで、短時間でも最大の効果を上げることができるのです。

筋トレというと、ダンベルを持ち上げたりマシンを使わなければならないイメージを持たれるかもしれませんが、ご紹介する筋トレは道具がいりません。

「腕立て伏せ」「腹筋＋背筋」「スクワット」の動きを5分間、日替わりでおこなうのです。日替わりにする理由は、負荷をかけて傷ついた筋肉を回復するには、48時間（2日間）かかるため。毎日同じ場所をトレーニングするよりは、筋肉の部位を替えておこなうほうが効率がいいのです。この後、15分間ほどのウォーキング（有酸素運動）をしましょう。

無酸素運動＋有酸素運動を組み合わせることによって、「成長ホルモンの分泌」「ダイエット効果」「毛細血管が増える」といったメリットが生まれます。なかでも重要なのが、筋肉を鍛えることにより、毛細血管が増えること。毛細血管はたとえ詰まりが生じるなどして失われたとしても、筋トレをすることで新たに増やしていくことができるのです。また、ウォーキングにより血流がよくなり、酸素や栄養素が循環しやすくなるというメリットもあります。

病気にならない！老けない！運動はコレ

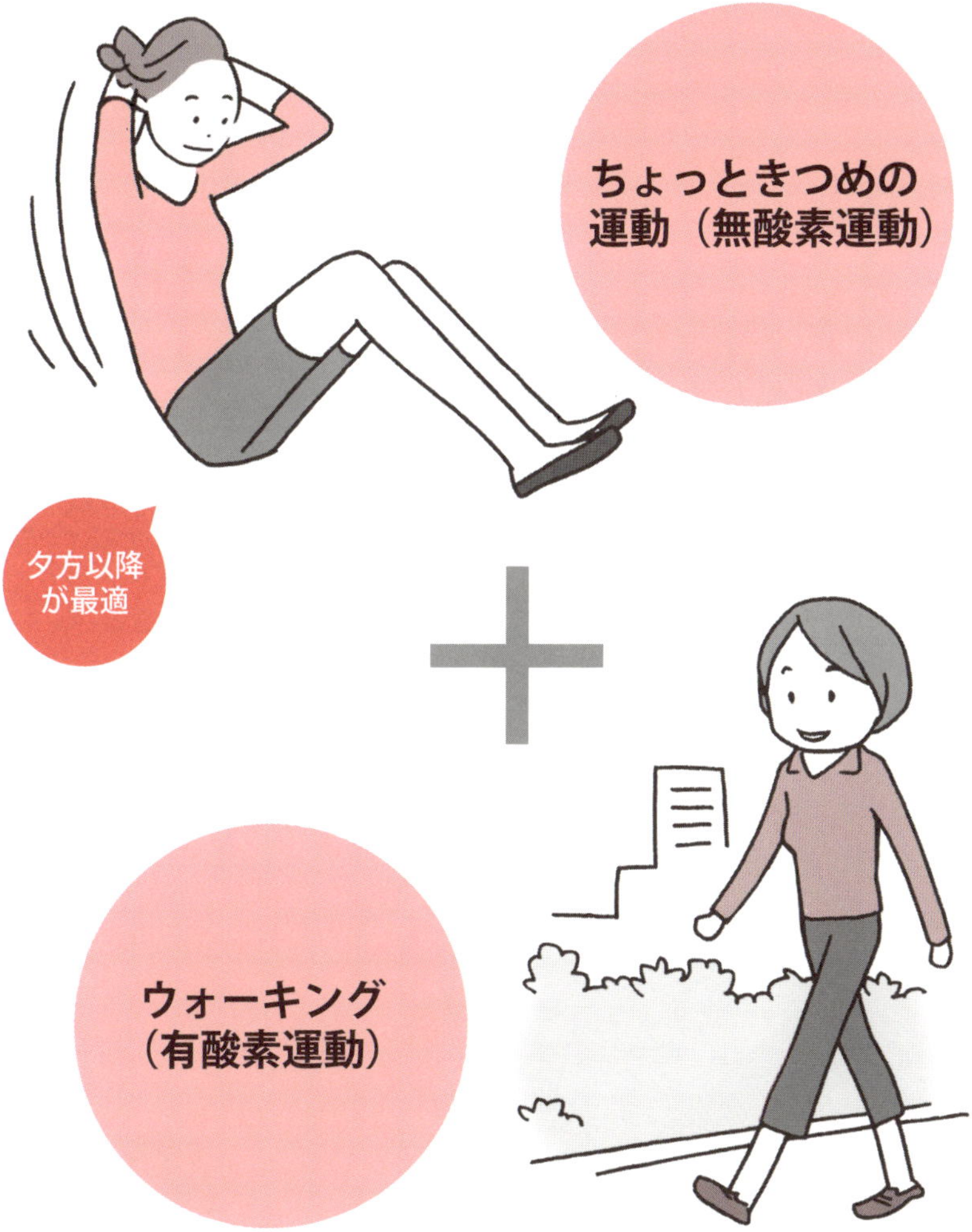

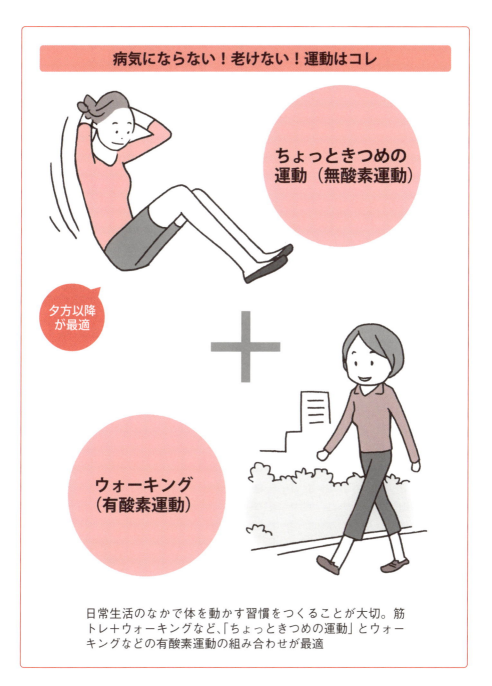

日常生活のなかで体を動かす習慣をつくることが大切。筋トレ＋ウォーキングなど、「ちょっときつめの運動」とウォーキングなどの有酸素運動の組み合わせが最適

筋トレは「道具いらず」「日替わり」で！

1日5分で
OK!

例えば 上腕を鍛える

1日目 **腕立て伏せ**

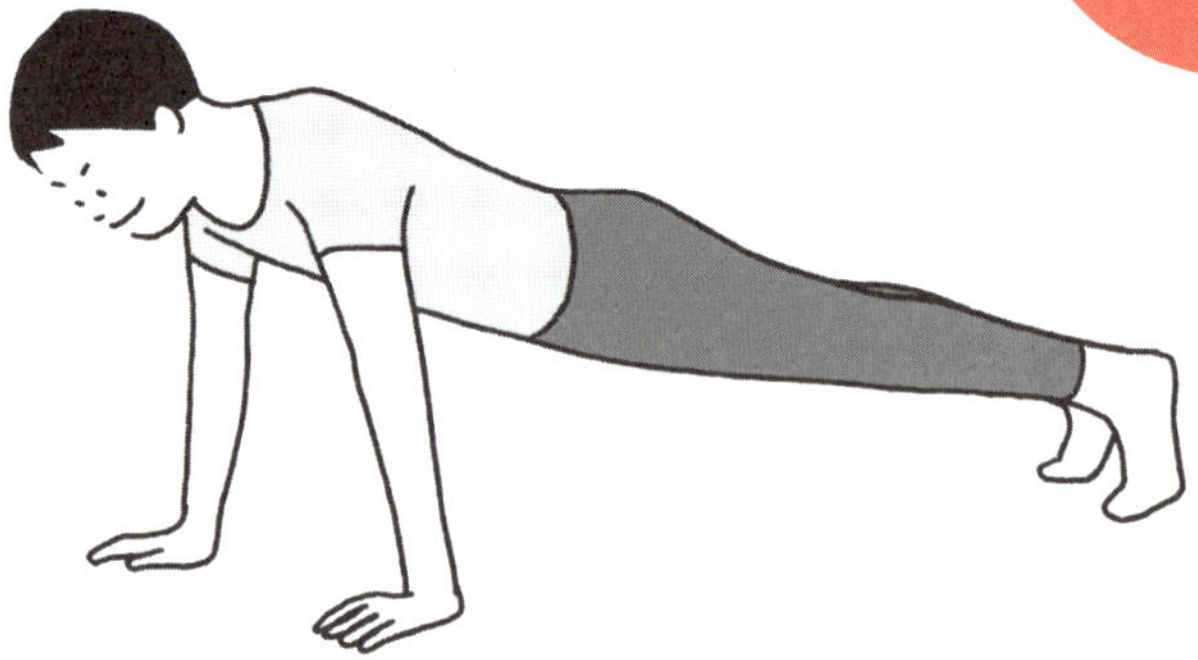

体幹を鍛える

2日目 **腹筋＋背筋**

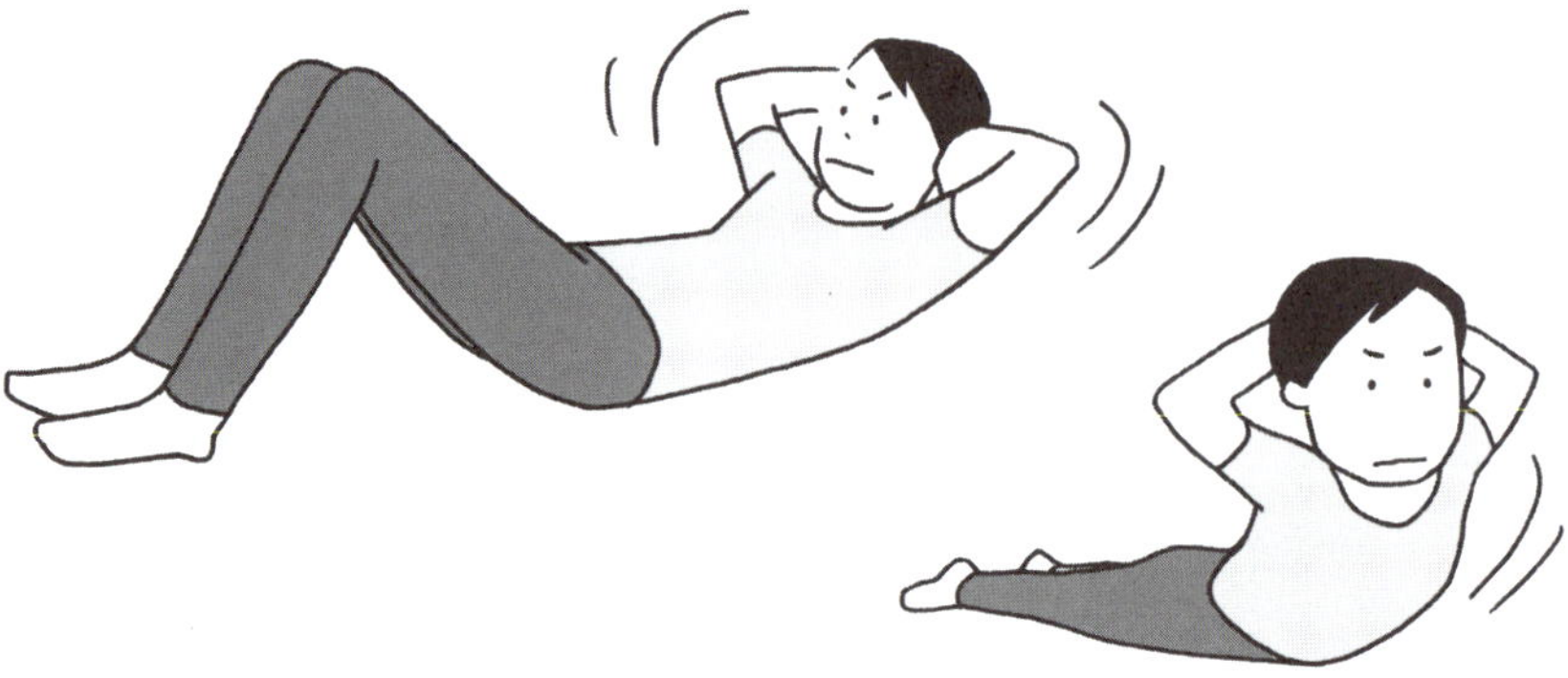

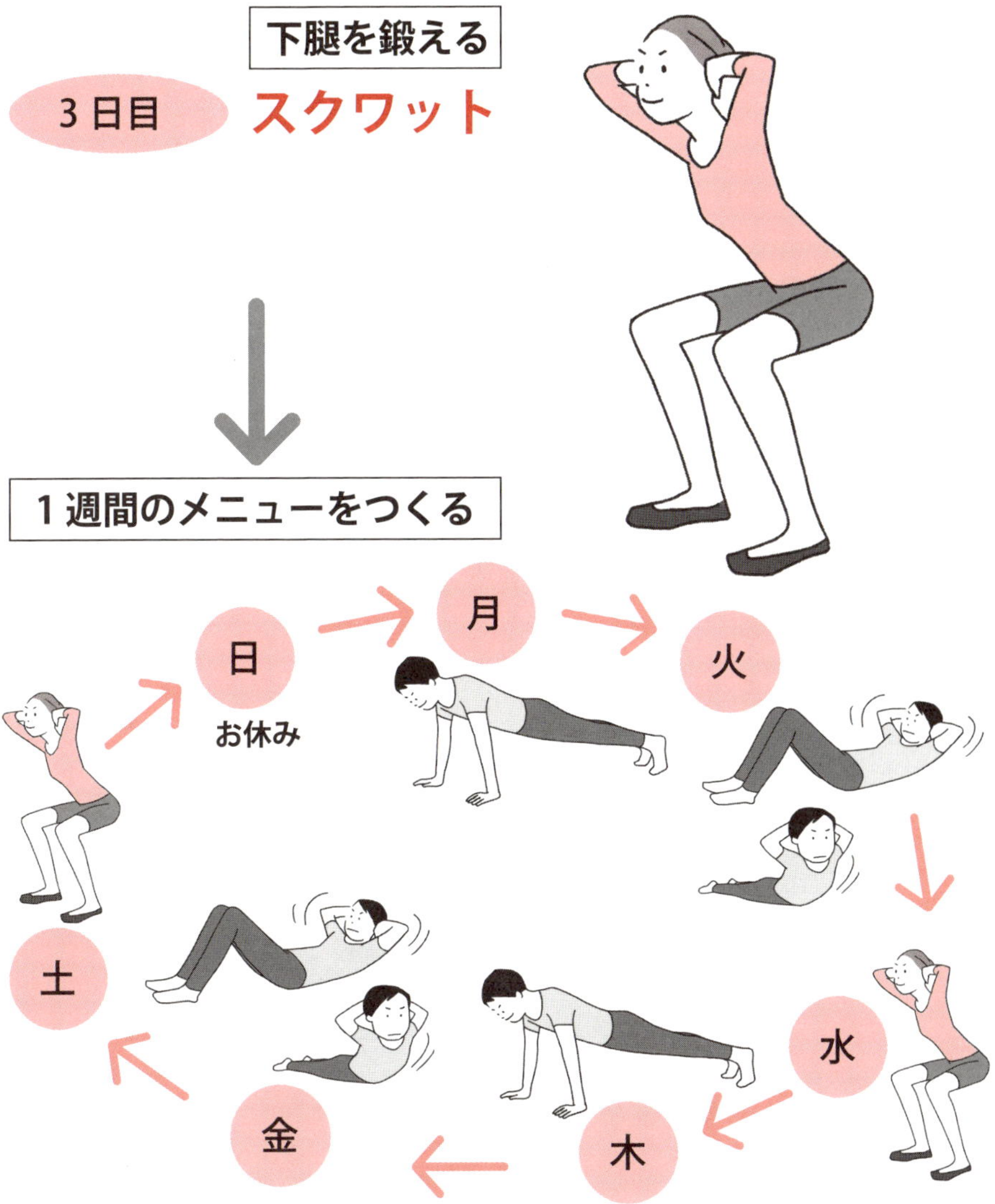

筋トレは簡単なものを日替わりでおこなうのがおすすめ。筋トレで筋肉に負荷がかかると、筋繊維が損傷する。この筋繊維が修復する段階で筋肉は太くなるが、筋肉の修復には48時間かかる。このため、毎日筋トレをおこなう場合、効率的に筋肉を鍛えるためには鍛える部位を日替わりにすると効果がアップする

下半身を鍛えるのも効果的

もうひとつ、意外に見落としがちなのが、正しい姿勢を保つことでも筋肉を鍛えられるということです。人間は、進化の過程で二足歩行となり、立つようになりました。姿勢を維持するということは、地球の重力に逆らうことです。そのために、首や背筋、腹筋、脚などの抗重力筋を使っています。だから、立つことはそれだけでも筋トレになるのです。座り姿勢も同様です。座るとき、背もたれに寄りかからずに姿勢を維持するのは、結構大変です。運動はもちろん大切ですが、私たちが長時間過ごしている立ち姿勢、座り姿勢も見直してみてください。

近年、ふくらはぎが注目されています。「第二の心臓」と呼ばれるふくらはぎは、心臓から遠いところの血液を循環させるポンプ役となってくれます。しかし私は、それに加えて太ももも大切だと考えています。太ももにある大腿四頭筋などは筋肉の量が多いからです。血管の健康という視点で考えると、ふくらはぎのマッサージより筋トレをおすすめします。マッサージすることで血流はよくなりますし、毛細血管と並行して走っているリンパの流れもよくなりますが、マッサージだけでは筋肉は鍛えられません。なぜなら、先ほど述べたように、筋肉は負荷をかけることで育ち、それに伴い毛細血管も増えていくからです。毛細血管は加齢によっても減少していきますから、筋トレと有酸素運動の組み合わせにより毛細血管を増やしていくことが大切です。

毛細血管を増やすためのふくらはぎ＋太ももの筋トレとしては、次ページのつま先立ちの運動や、太ももを引き締める運動がおすすめです。

加齢とともに衰えがちな下半身を鍛える

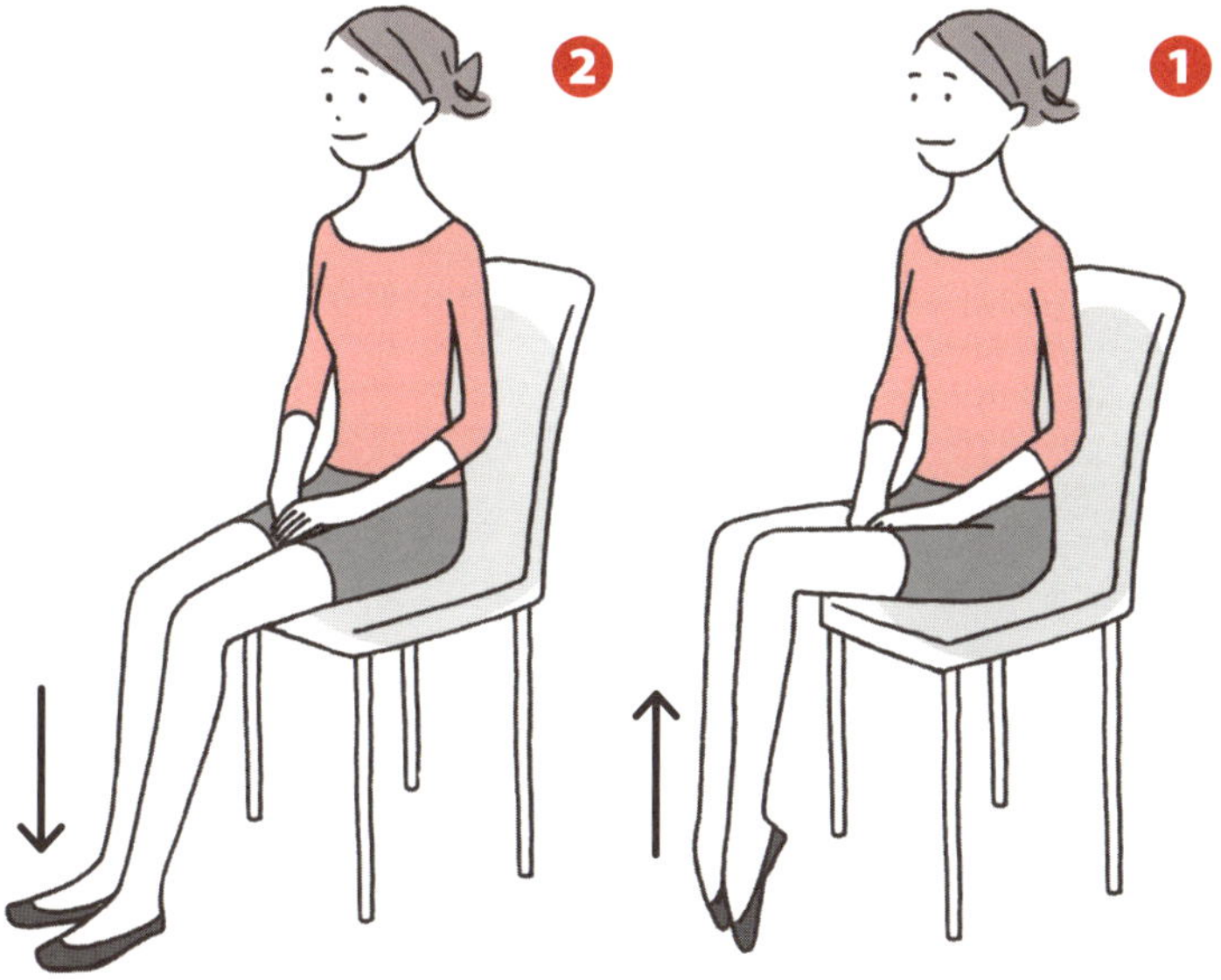

つま先立ちエクササイズ

イスに座り、両足のかかとを同時に上げていき、つま先立ちになる。次に、両足のかかとを床に下ろす。この動きを、ふくらはぎの筋肉を意識しながら、なるべくゆっくり繰り返す

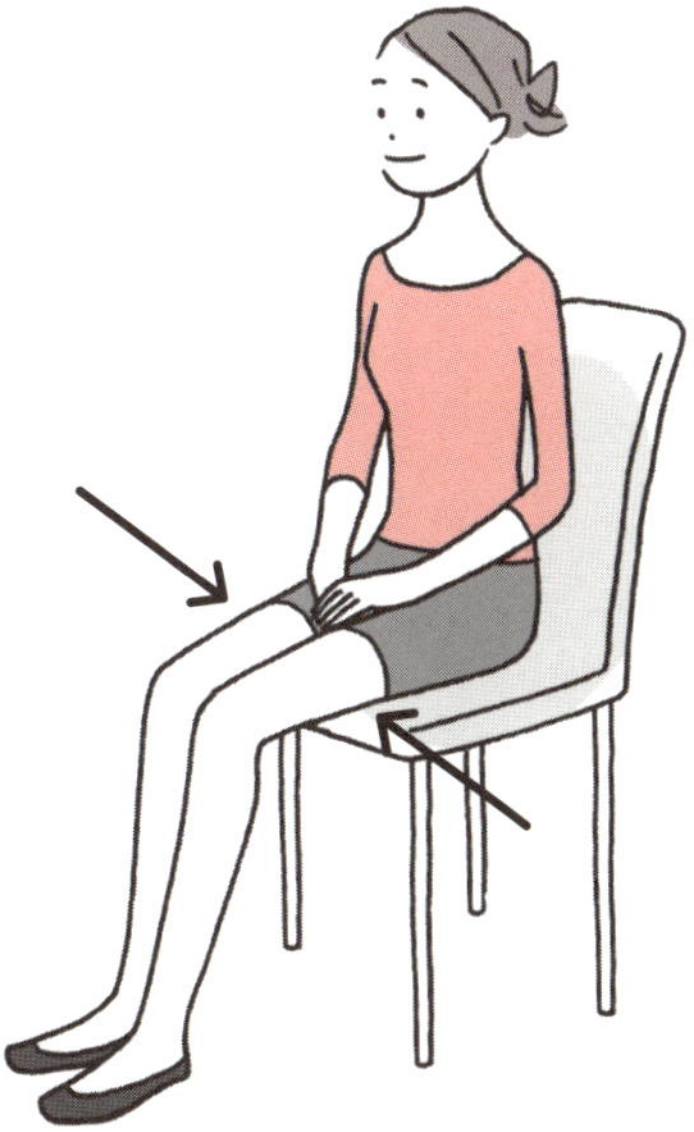

太もも締めエクササイズ

イスに座り、両方の太ももの内側にギューッと力を入れてくっつけるようにする。そのまま10秒キープする

健康は24時間をどう過ごすかで差がつく！

ここまで、「毛細血管力」を高める生活習慣について解説してきました。たかが生活習慣と思われた方もいるかもしれません。体調が悪いときに病院に行って、医師からさんざん「生活習慣を変えましょう」「規則正しい生活をしましょう」といわれてきた、と。しかし残念ながら、本当に「規則正しい生活」とは何なのか、なぜそんなに重要なのか、ということは、これまであまりいわれてこなかったように思います。一日24時間をどのように過ごすのか——これは、みなさんが想像する以上に健康を左右する重要なポイントです。生活サイクルによって健康状態は大きく変わるからです。

私にそれを教えてくれたのが、アメリカでの経験でした。日本でもアメリカでも、病院にはさまざまな体調不良の患者さんがやってきますが、日本では、いわゆる未病の段階、あるいは健康な状態で病院にかかる人はほとんどいません。一方、アメリカでは、「病気にならない」ための予防医学が発達しています。そのため、日本以上に生活習慣の重要性を理解している人が多いのです。

日本はすべての国民が公的医療保険を使って治療を受けられる「国民皆保険《かいほけん》」の国ですが、当然のことながら、病名や診断名がつかなければ、皆保険は適用されません。つまり、未病の段階や健康な状態のときに「こうすれば病気は防げる」といった有益な情報があっても、それを病院で医師から聞くことが難しいということです。それは、日本にはそういった習慣がもともとない、ということでしょう。ただ、これからは予防医学の時代です。生活習慣を改善して、病気を未然に防ぐように意識を変えていかなければならない時代が、もうそこまでやってきているのです。

一日をどう過ごすか——予防医学的発想で健康になる！

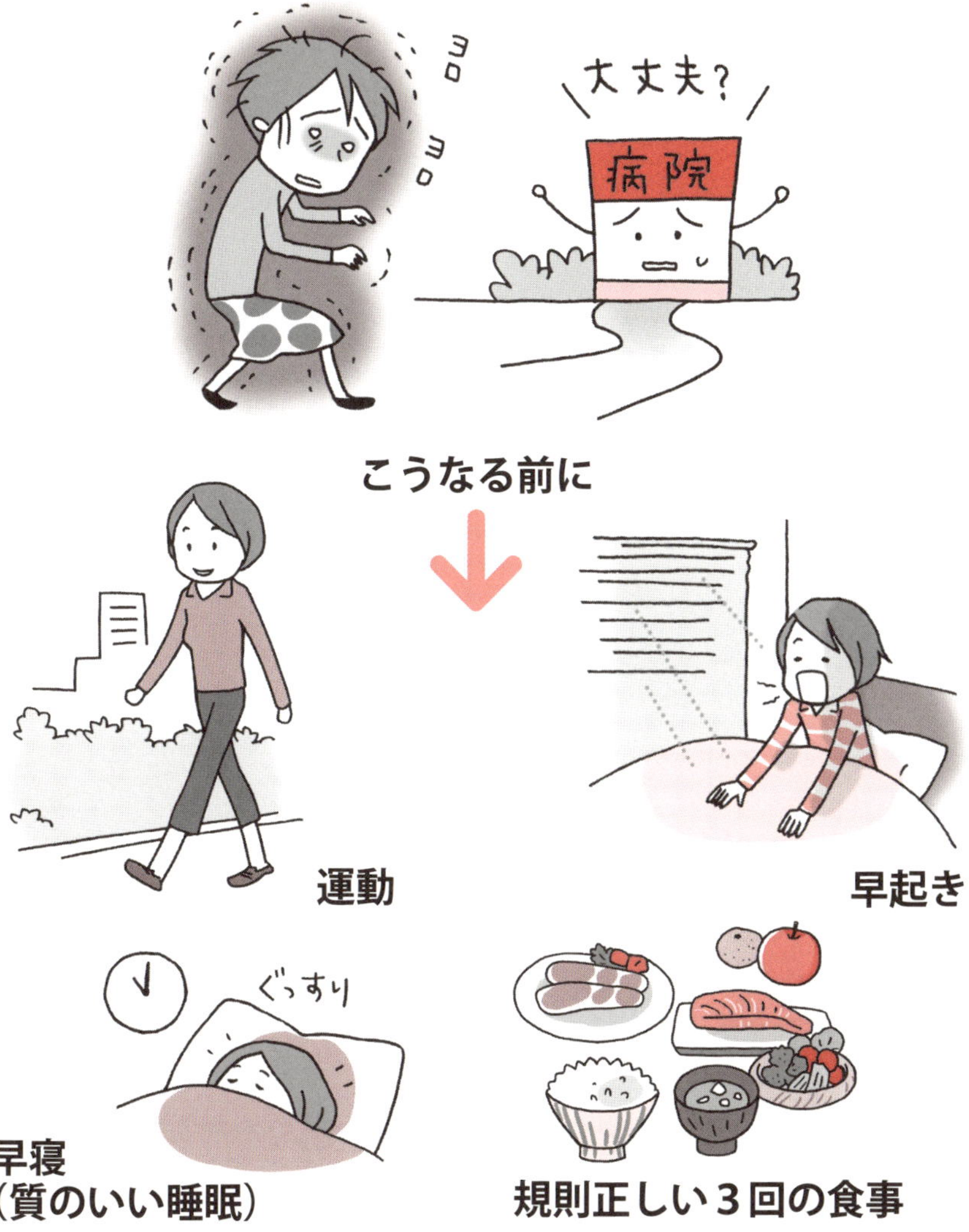

一日24時間をどう過ごすかは、想像以上に健康を左右する。
生活習慣を整えて、「病気にならない」体をつくろう

column

体は夜、若返る

これまで、「毛細血管力」をアップさせるには夜の過ごし方が大切だと強調してきました。

睡眠医学は私の研究テーマのひとつです。睡眠は単なる休息時間だと思われがちですが、研究により体が積極的にメンテナンスをおこなっている時間であることがわかってきました。

私たちの体は60兆個もの細胞で成り立っています。そして昼間傷ついた細胞は夜眠っている間に修復され、新しい細胞を生み出しています。睡眠中に活性化する免疫細胞もあり、私たちの体を病気から守ってくれているのです。

また、夜の時間帯には、体の再生に必要な材料、ホルモンなども分泌されます。ホルモンが分泌される条件はそれぞれのホルモンによって異なりますが、タイミング次第ではホルモンの分泌量が減ってしまうこともあります。実際、完全に昼夜逆転の生活を送っていると、成長ホルモンの量が半減してしまうというデータもあります。

さらに40代以降では、ホルモン全体の分泌量も低下していく傾向にあります。それまで多少乱れた生活を送っていて大丈夫だった人も、体調を崩しやすくなるので、注意が必要です。

今の時代は、常時インターネットがつながり、24時間営業の店もあるなど、夜間も昼間と同様に活動することができるようになりました。しかし、私たちの体に備わったしくみはそうではありません。この体のしくみに逆らわないことが、健康になるための第一歩です。

体に不調を感じることがあったら、まずは睡眠の時間帯を見直し、質のいい睡眠をとることからはじめてみてください。

第3章
毛細血管にいい習慣、悪い習慣

毛細血管こそが生命活動の最前線

この章では改めて血管、そして毛細血管についてお話ししましょう。

「血管」という言葉のせいか、血管の役割は単に血液を流すホースと思われがちです。確かに、血管の病気としてよく知られている脳梗塞や心筋梗塞、脳出血や大動脈瘤などは、まさにこのホースが「詰まる」「切れる」ことで起こります。

しかし、血管にはほかにも重要な側面があります。それは、生命活動の最前線で物質交換をおこなうという働きです。それを担っているのが毛細血管です。

体内の血管は動脈から静脈へと流れていますが、その間をつないでいるのが毛細血管です。この毛細血管は動脈と静脈の間で非常に重要な役割を果たしています。毛細血管の近くにある細胞に酸素や栄養素を届ける一方で、二酸化炭素や老廃物を回収するという役割です。

私たちが食べたものは胃や腸で分解・吸収されますが、それがどうやって体のなかで使われているのか、疑問に思ったことはありませんか。たとえば腸では、表面の毛細血管から栄養素が吸収され、体のなかのさまざまな場所へと届けられます。肺の毛細血管では酸素と二酸化炭素を交換しています。このように、毛細血管が受け渡しをおこなうものは場所によって変わります。

この現場での作業がうまくいかないとしたら、どうなるでしょうか。細胞に必要な酸素や栄養素が不足すれば細胞の機能低下を招きますし、不要な水分などが回収されなければむくみなどを招きます。それが病気や老化につながってしまうのです。

全身の細胞に影響を与える毛細血管

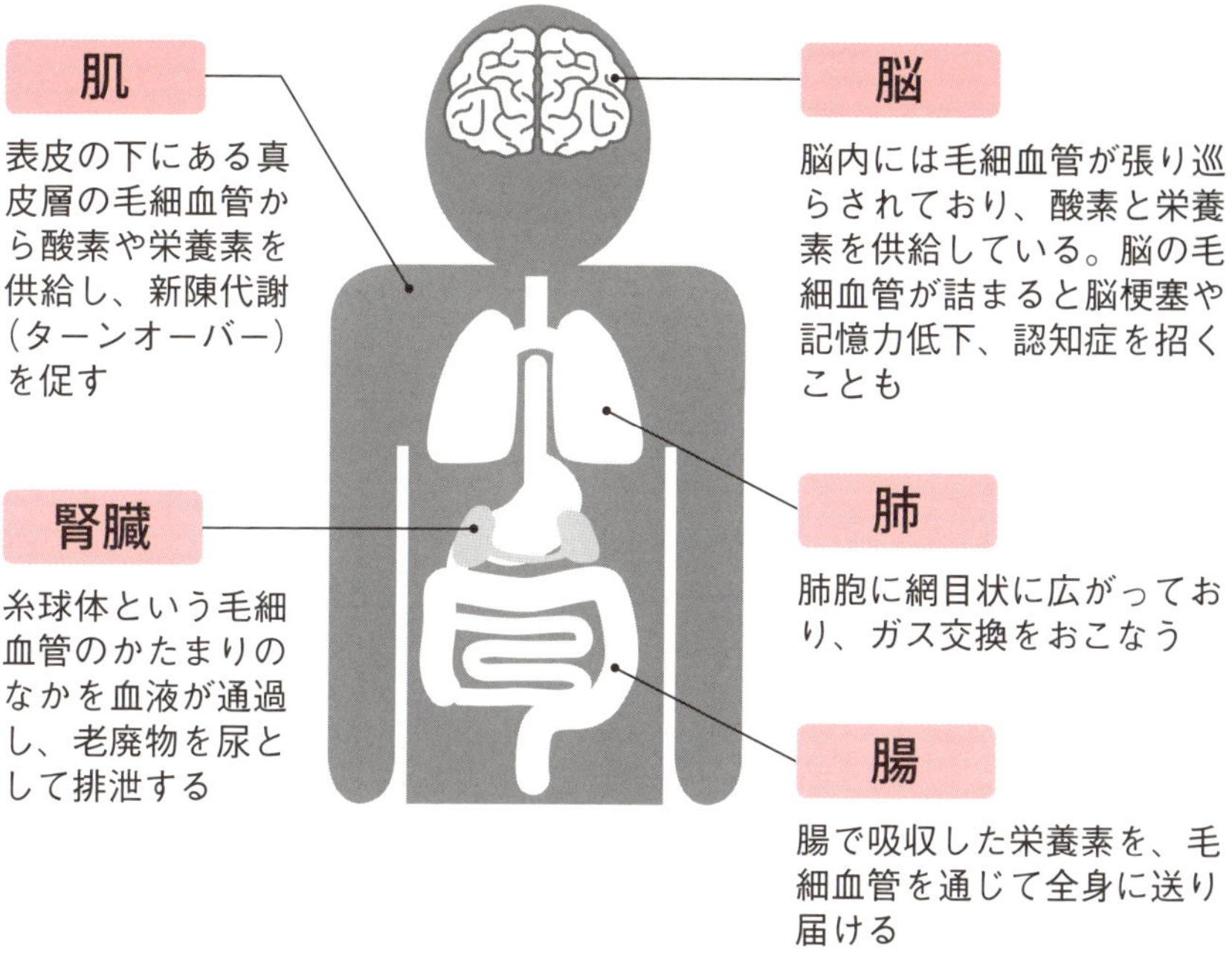
肌
表皮の下にある真皮層の毛細血管から酸素や栄養素を供給し、新陳代謝（ターンオーバー）を促す
腎臓
糸球体という毛細血管のかたまりのなかを血液が通過し、老廃物を尿として排泄する
脳
脳内には毛細血管が張り巡らされており、酸素と栄養素を供給している。脳の毛細血管が詰まると脳梗塞や記憶力低下、認知症を招くことも
肺
肺胞に網目状に広がっており、ガス交換をおこなう
腸
腸で吸収した栄養素を、毛細血管を通じて全身に送り届ける

毛細血管には2つの流れがある

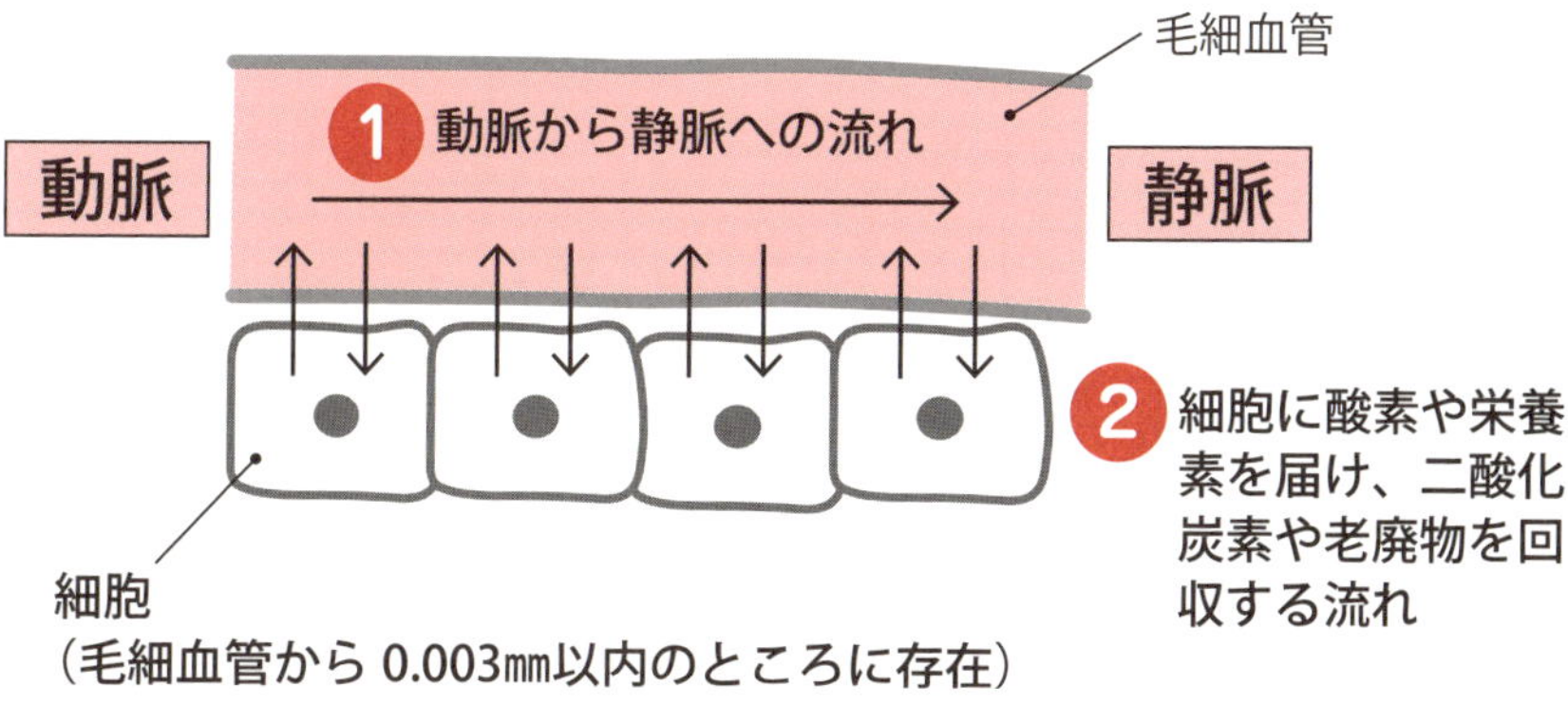
毛細血管
動脈
❶ 動脈から静脈への流れ
静脈
❷ 細胞に酸素や栄養素を届け、二酸化炭素や老廃物を回収する流れ
細胞
（毛細血管から0.003㎜以内のところに存在）

動脈・静脈・毛細血管の違い

血管には、「動脈」「静脈」「毛細血管」の3つの種類があり、それぞれ構造も役割も違います。太い血管である動脈は、一番内側から、「内膜」「中膜」「外膜」の3つの層でできています。静脈も、動脈と同じように3層構造になっていますが、動脈に比べてやわらかいのが特徴です。

毛細血管は体中に網目のように張りめぐらされた血管で、内膜（内皮細胞）と周皮細胞で構成されています。細胞のすき間を通して、血液中の酸素や栄養素を組織に取り込んだり、二酸化炭素や老廃物などを組織から血液に戻すなどの物質交換をおこなっています。毛細血管はその働きや質量的に考えても、とても重要な存在なのです。

比率でいうと、動脈1に対して静脈は2、それに対して毛細血管は700〜800ほどの断面積があります。体内の血管の比率では、圧倒的に毛細血管に軍配が上がります。

また、「毛細」という文字から、その細さは髪の毛くらいのものと思われがちですが、前述のように髪の毛の10分の1ほど。その直径は5〜10㎛《マイクロメートル》という目に見えないほどの細さです。そんなに細い血管が体中の隅々まで張りめぐらされ、血液がものすごい速さで流れているのです。また、全身のどの細胞も至近距離（0・003㎜）に毛細血管が存在するようになっています。

この毛細血管の流れが滞ってしまえば、毛細血管自体も劣化し、全身に影響が及びます。実は毛細血管は一日のなかで収縮したりと拡張したりと、その流れは一定ではありません。だからこそ、毛細血管にしっかり働いてもらうには、いかにゆるめて拡張させるかが大切なのです。

動脈・静脈・毛細血管の構造

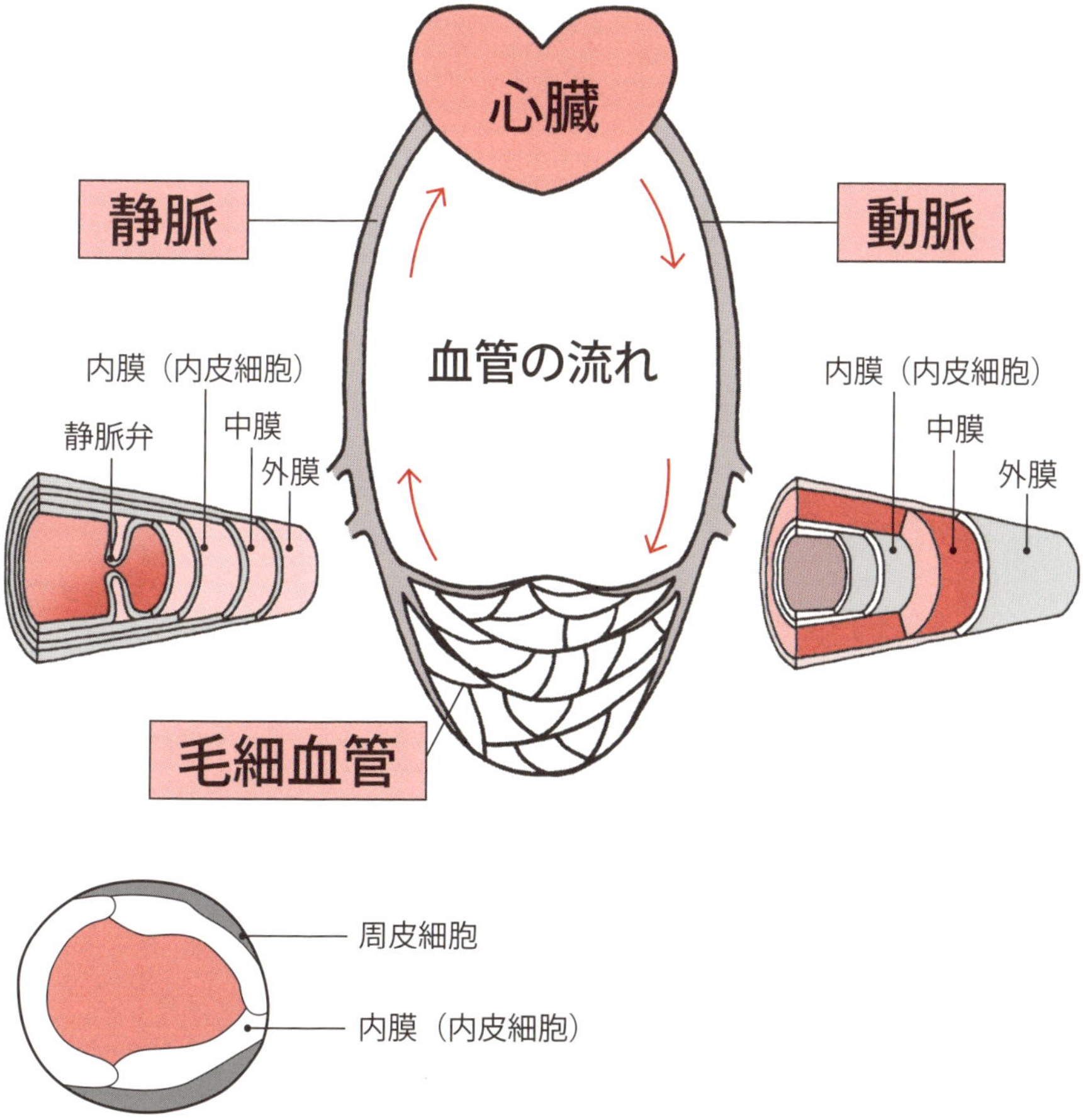

動脈・静脈は３層。毛細血管は内皮細胞のまわりを周皮細胞がとりまいている

血液を流すだけじゃない！血管内皮細胞の働き

血管の内皮細胞は、動脈・静脈・毛細血管のすべてを合わせると、その長さは全長で10万m、地球を2周半する長さになります。内皮細胞には2つの大きな役割があります。ひとつは、必要なときに生理活性物質を出して、血管を保護する役目。たとえば血管が傷ついたときに、血を固まりやすくするための成分を出す、異物が入ってきたときにそれに対応する物質を出す、白血球と連携して異物を除去する、酸化を防ぐなどの働きをします。もうひとつは、一酸化窒素（NO）やエンドセリンなど、血管に働きかける多くの物質を放出し、血管の収縮や弛緩（血管のやわらかさや硬さ）を調節することです。つまり、血管にはそれ自体から成分を分泌する作用があるのです。

たとえば一酸化窒素には血管を拡張させる働きが、エンドセリンには血管を収縮する働きがあります。一酸化窒素は、血管壁に適度な刺激を与えて血管壁を広げるように働きかけます。また、一酸化窒素は血栓をできにくくし、血液中のLDL（悪玉）コレステロールなどが血管壁に侵入するのを防ぐ機能も果たしています。つまり、内皮細胞になんらかのストレスがかかると、高血圧や血栓などを引き起こす要因になるのです。動脈・静脈の一番内側にあり、毛細血管そのものである「内皮細胞」の働きはとても重要なポイントです。よくいわれる「血液がドロドロになる」という言葉からは、血液の中身である血漿《けっしょう》成分や血球成分が原因で血管がドロドロになるとイメージしがちですが、実は血液の健康にはさまざまな成分を分泌する「内皮細胞」が大きくかかわっています。内皮細胞の健康を保つことができれば、「血液サラサラ」は可能になるのです。

カギは血管の一番内側にある「内皮細胞」にあり！

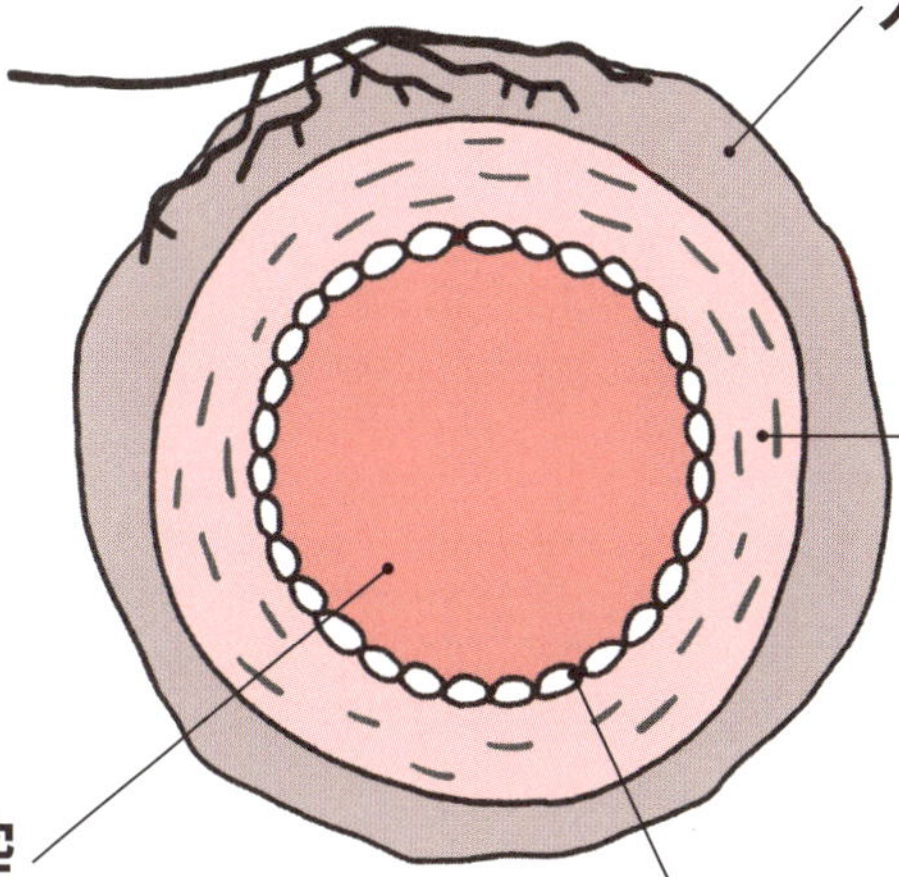

一番内側にあるのが

内皮細胞

働き1 **血管を保護する**

血管が傷ついたとき、血を固まりやすくする成分を出したり、異物が入ってきたときに白血球と連携して除去するなど血管を保護してくれる

働き2 **血管の収縮や弛緩の調節**

一酸化窒素（ＮＯ）やエンドセリンなどを放出し、血管の収縮や弛緩の調節をおこなう

「血管の詰まり」はこうして起こる

病気の原因となる「血管の詰まり」にも、血管の内皮細胞が大きくかかわってきます。血管の詰まりとは、血管内に血栓（血のかたまり）ができること。血栓は、血管内にできたかさぶたのようなもので、血栓ができれば、血液の流れをせき止めてしまうこともあります。また、血栓が重要な臓器につながる血管にできれば、生命の危機さえも起こります。

血管内に血栓ができるのは、手や足にかさぶたができるのと同じように、血管の内面が傷ついたり出血したときです。では、それはどのようなときでしょうか？　高血圧や脂質異常症、あるいは糖尿病といったものが存在すると、それによって血管内が傷つき、出血します。するとそれを止めるために、血小板（出血した際、止血のために働く成分）が集まり、止血をはじめます。

さらに血小板に加えて、内皮細胞からの物質と連携して血栓をつくり、完全に止血します。血栓の一番の目的は、傷ついた血管からの出血を止めること。血栓により、破れた箇所は元通りになり、血管は修復します。健康な血管であれば、血栓をつくる働きとともに、線溶《せんよう》作用といって、血栓を溶かす働きも備えられています。線溶作用も、内皮細胞によっておこなわれています。

通常は、たとえ血栓ができても、線溶作用によって血管が詰まることは起きにくく、元通りの血流が再開します。ところが現代人は食生活や生活習慣の乱れ、ストレスなどさまざまな要因によって、この線溶作用が正常に機能しないことがあります。すると血栓がどんどんたまり、溶けにくい状態になってしまいます。このことが血管を詰まりやすくしているのです。

血管には血栓を溶かす作用がある

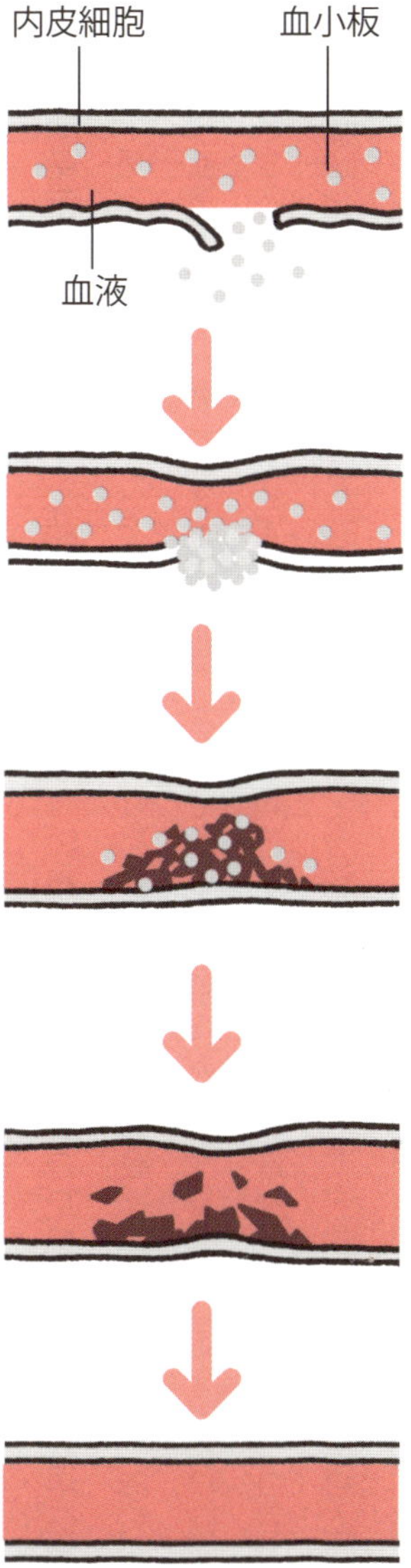

内皮細胞が傷つき、出血する

止血のために、血小板が集まる

血栓（かさぶた）をつくり、
血管を修復する

線溶作用により血栓を溶かす

ここで血栓が十分に溶けないと
血管内はせまいまま！

血栓がなくなる

血管は「詰まったとき」より「あと」が怖い

実は、血管が詰まって怖いのは、詰まった「あと」にあります。詰まったあとの血液が再び流れ出したときに、ある種の障害が生じやすくなることがわかっています。動脈硬化が進み、血管が詰まると、閉じた血管が収縮して血液を届けることができず、虚血状態《きょけつじょうたい》になります。ホースが途中で断絶されてしまうと、その先まで水が届かないのと同じです。すると血管は、本来届けられるべき酸素や栄養が届かないので、「緊急事態だ！」という信号が伝わり、緊急事態をしのぐために、さまざまな酵素やホルモンを出します。そこに血液が流れてくると、血液にもともと含まれていた酵素と新たに生じた酵素が反応して、過酸化水素などのさまざまな物質が生まれてきてしまいます。

また、細胞から分泌されるたんぱく質であるサイトカイン（生理活性物質）などに代表される、緊急事態を知らせる物質が全身に回ってしまい、新たな障害を生んでしまうことも。つまり、血管が詰まること自体も非常に怖いのですが、その後、体に悪影響を与えるさまざまな物質が出てしまい、それが再び血液が流れ出したときに全身に回ってしまうと、もっと怖いことになってしまうのです。

この再灌流《かんりゅう》が腎臓で起こった場合はどうでしょう。再灌流によって発生した過酸化水素が腎臓のなかに入り込んでしまうと、腎臓のなかのあるたんぱく質のスイッチを押してしまいます。それがきっかけで急性腎不全が起こることがわかっています。２０１２年、ハーバード大学の私の研究チームは、急性腎不全の発症にかかわるスイッチとなる「Gα12」というたんぱく質のメカニズムを発見しました。このGα12の働きを抑えることが、急性腎不全の治療につながると期待しています。

止まっていた血流が再び流れ出すと…

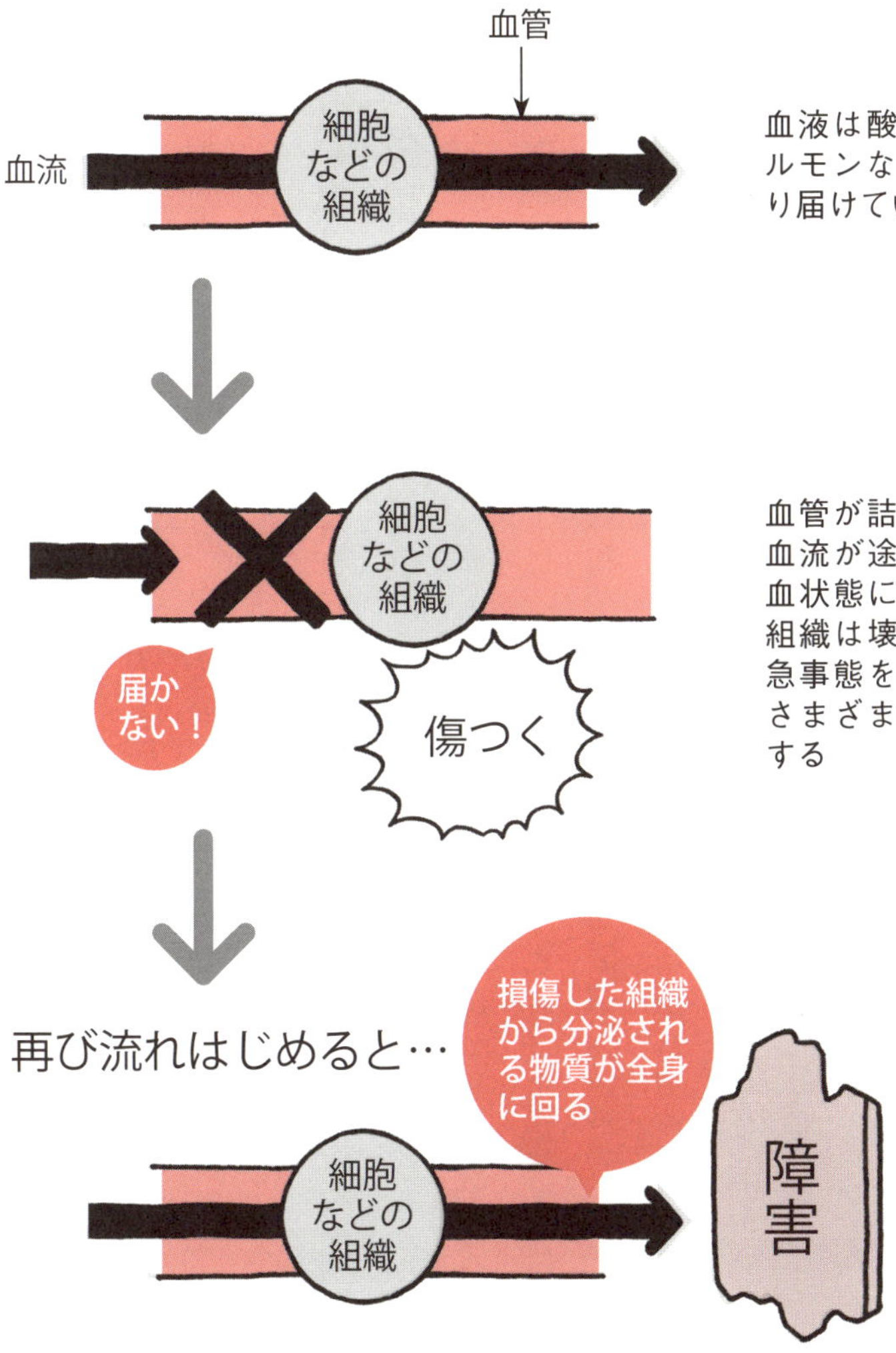

血液は酸素や栄養、ホルモンなどを全身に送り届けている

血管が詰まるなどして血流が途絶えると、虚血状態に。細胞などの組織は壊れはじめ、緊急事態をしのぐためにさまざまな物質を分泌する

血液が再び流れはじめると、サイトカインなどの緊急事態を知らせる物質も全身に回ってしまい、新たな障害が生まれることも

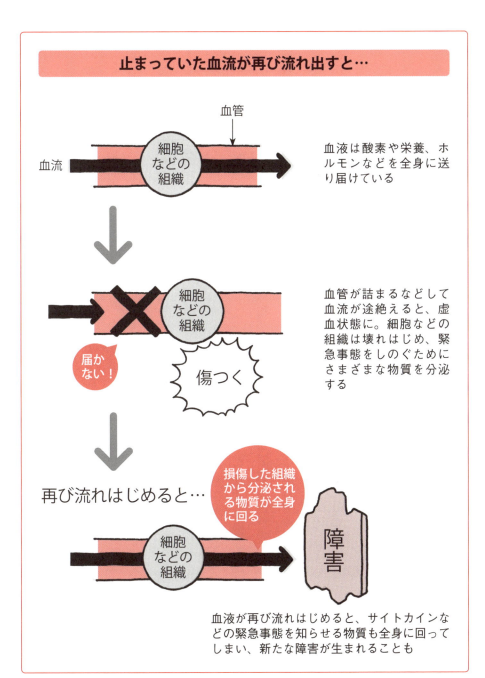

脳梗塞も心筋梗塞も、原因は血管にある

動脈硬化が起こっている血管では、血栓を溶かす線溶作用が低下しているため、血管が詰まりやすくなります。動脈硬化が進んでいくと、血液循環の流れは低下し、血行不良になって血液が届けられないということが起こります。それが「血液が詰まる」病気につながるというわけです。

たとえば心臓の場合、心臓に血液を送る冠動脈で起こると虚血性心疾患（狭心症や心筋梗塞）になります。狭心症は、心臓につながる冠動脈という3本の血管のどこかがせまくなってしまい、その先の心筋に十分な血液が届けにくくなってしまう状態です。80～90％程度の狭窄《きょうさく》状態だと血流が低下して、その先の血管が虚血状態になります。虚血状態になると血管が悲鳴を上げ、「緊急事態だ」ということで内皮細胞からいろいろな物質が出てきます。そこに血流が流れてくると、その物質を乗せて全身に流れ、さらにダメージを広げてしまうという悪循環に陥ります。

さらに、血管が100％閉塞し、完全に閉じられてしまうと栄養分や酸素が途絶えてしまうので、その先の組織は死滅してしまいます。これが心筋梗塞です。同じことが脳で起きれば、脳卒中（脳出血や脳梗塞）などにつながります。脳につながる太い血管が完全に閉塞してしまえば脳梗塞になります。

心筋梗塞や脳卒中などの命にかかわる病気は、臓器そのものが原因ではなく、すべて血管が原因で起こるものなのです。血管のトラブルは体のどこで起こるかわからないという怖さがあります。極論すれば、心臓の血管が詰まった場合、次はほかの血管が詰まる可能性も否定できないのです。

動脈硬化が起こるメカニズム

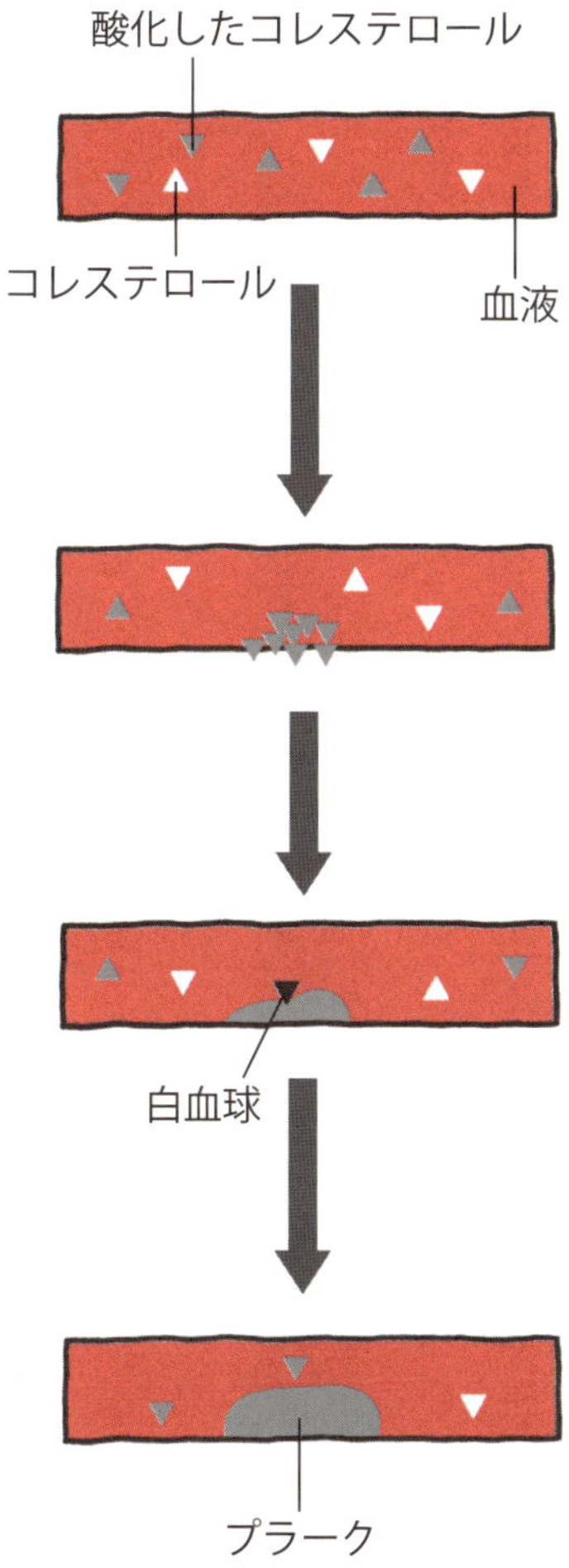

血液中のコレステロールが酸化する

集まった酸化コレステロールが内皮細胞や血管壁を傷つける

傷ついた場所に白血球が入り込み、マクロファージに変わる

マクロファージの残骸やコレステロールがたまり、プラークと呼ばれるコブができ、血管をせまくしてしまう

血圧が高くなる！

プラークがはがれると血栓を引き起こす！

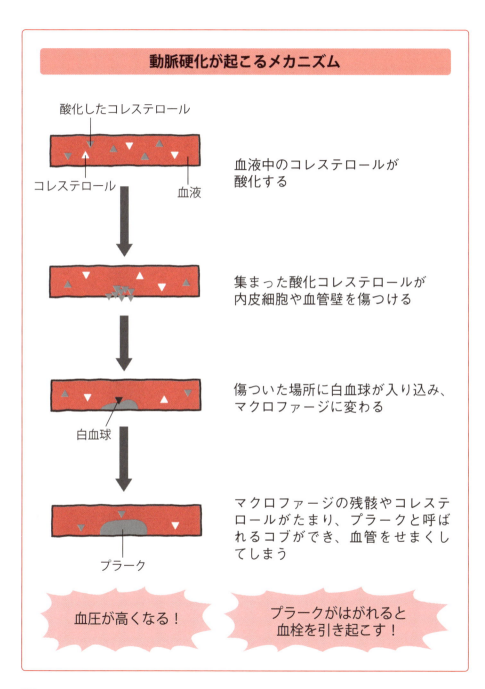

食事、タバコ、肥満…血管を傷つける危険因子

では、どんなことがきっかけで血管の内皮細胞は傷つくのでしょうか。その筆頭が高血圧です。加齢やさまざまな食生活や生活習慣によって内皮細胞は傷つきますが、高血圧の場合、血管を流れる血液の圧力が高いわけですから、血管は刺激を受け続けることになります。その圧力によって血管壁が悪影響を受けます。硬くなり、傷ついた血管に圧の高い血液が流れ続ければ、血圧はさらに高くなっていくという悪循環になります。先述したように、動脈硬化は血管の内側にある内皮細胞のすき間にコレステロールが入り込んで蓄積し、コブのようなものをつくります。するとせまくなった血管の内腔に同じ量の血液が流れようとしますから、やはり血圧は高くなってしまいます。

それ以外に、高血糖、脂質異常症、喫煙、肥満なども動脈硬化の危険因子です。高血糖は、血液中にブドウ糖が高い濃度で存在している状態をいいます。ブドウ糖が増えすぎると、ＡＧＥｓ（終末糖化産物）と呼ばれる悪玉の物質が血液中に増えていき、血管の内膜を傷つける活性酸素を発生させてしまうのです。ＡＧＥｓも傷ついた血管の内膜にある内皮細胞に入り込み、動脈硬化を進めてしまうというしくみです。脂質異常症に関しては、そもそも動脈硬化を引き起こす最大因子であるコレステロールがかかわっていますから、説明の必要はないでしょう。またたばこに含まれる一酸化炭素は、血管の内皮細胞を直接的に傷つけ、動脈硬化を促進します。さらには、動脈硬化の危険因子を併せ持つことが多いのが、内臓脂肪型肥満の人。メタボ体型を放置していると、結果的に血管を傷つけ、心筋梗塞などの虚血性心疾患や脳卒中につながりやすくなります。

メタボリックシンドロームの診断基準

内臓脂肪の蓄積

・男性ウエスト周囲……85cm以上
・女性ウエスト周囲……90cm以上
（ウエストはへその位置で測る）

＋

以下の3つの項目のうち、2つ以上が当てはまる場合、
メタボリックシンドロームと診断される

脂質異常

●中性脂肪……150mg／dl以上
●HDLコレステロール……40mg／dl未満
のいずれかまたは両方

高血圧

●最高（収縮期）血圧……130mmHg以上
●最低（拡張期）血圧……85mmHg以上
のいずれかまたは両方

高血糖

●空腹時血糖値……110mg／dl以上

高血圧の9割は生活習慣とかかわっている

高血圧は、その原因によって一次性と二次性の2種類に分かれています。一次性高血圧は本態性高血圧ともいわれていて、血圧が高くなる病気やホルモンの異常など、これといった原因が見当たらないものを指します。

一次性高血圧は日本の高血圧の患者さん全体の9割を占めています。原因ははっきりとはわからないものの、食事や生活習慣が関係しているといわれています。これに加えて、遺伝的な要素などが考えられています。親が高血圧の場合、その子どもも高血圧の素因を持っている確率が高くなります。ただ、高血圧は必ず遺伝するというわけではありません。生活習慣に気をつけることによって、発症しないケースもあります。

一方、二次性高血圧のほうは、腎臓の病気や甲状腺ホルモンや副腎皮質ホルモンの異常など、何か原因となる病気があって起こる高血圧のことです。日本の患者さんの約10％と割合は少なく、原因となる病気を治療することで、高血圧も改善します。一次性高血圧のほうは、原因がはっきりしていない分、対応も患者さんによって違ってくることがあります。ただ、血圧が高くなるメカニズムはわかっていますから、対策はあるのです。それが減塩です。

血液は心臓のポンプ作用によって全身に送り出されます。このとき、血液によって血管にかかる圧力が血圧です。つまり、心臓の拍出量と、血管の抵抗によって決まるわけです。血管がやわらかくしなやかであれば、多少血液がたくさん流れても圧は上がりにくくなります。それに対して、血管がごわごわと硬くなっている場合、そこに血液がたくさん流れたら、圧がかかります。動脈硬化になれば、血圧も上がりやすくなります。心臓の拍出量が増えれば、さらに圧がかかって血圧が上がります。

では、心臓の拍出量が上がるときとはどんなときでしょうか？　それが塩分を過剰摂取したときです。塩分をとりすぎると、血液中の塩分が増加し、その塩分に伴って水が血管内に引かれてしまうため、血管内の血液量が増えてしまいます。すると血圧が高くなる傾向になります。さらには塩分の過剰摂取によって血液中の塩分が増え、内皮細胞が傷つけられて、動脈硬化が進展しやすくなります。食生活で減塩に努めることで、血圧が安定することも少なくありません。

平均寿命がワースト1位だった長野県は、食事指導により一躍長寿県への仲間入りを果たしました。その食事指導のメインは、減塩でした。長野県の取り組みは、塩分を適正な量にすることで、高血圧の改善やさまざまな病気の予防につながり、それが寿命をのばしたのだと考えられます。

もうひとつ、長野県で推奨していたのが、野菜をとることでした。たとえば、味噌汁に野菜をたくさん入れることで、摂取する塩分量を減らしたり、糖質（ご飯やパン）の前に食べることで血糖値の上昇をゆるやかにするといった効果が考えられますが、野菜自体にも血圧を下げる効果がありますます。野菜に多く含まれているカリウムには、体内の余分な塩分（ナトリウム）を排出してくれる作用があるのです。

安易な健康情報に踊らされず、バランスのいい食生活、そして規則正しい生活を送ることが、一番確実に健康へと至る道なのです。

高血圧には食習慣を変えることが重要！

食塩の推奨摂取量はこんなに少ない！

厚生労働省が推奨している日本人の食塩摂取量の目標値は、
一日あたり、男性は8g未満、女性は7g未満
（日本人の食事摂取基準 2015 年版）

日本高血圧学会による高血圧患者さんの減塩目標は
一日あたり、男女共6g未満
（高血圧治療ガイドライン 2014）

食塩摂取量の平均値の年次推移（20 歳以上）

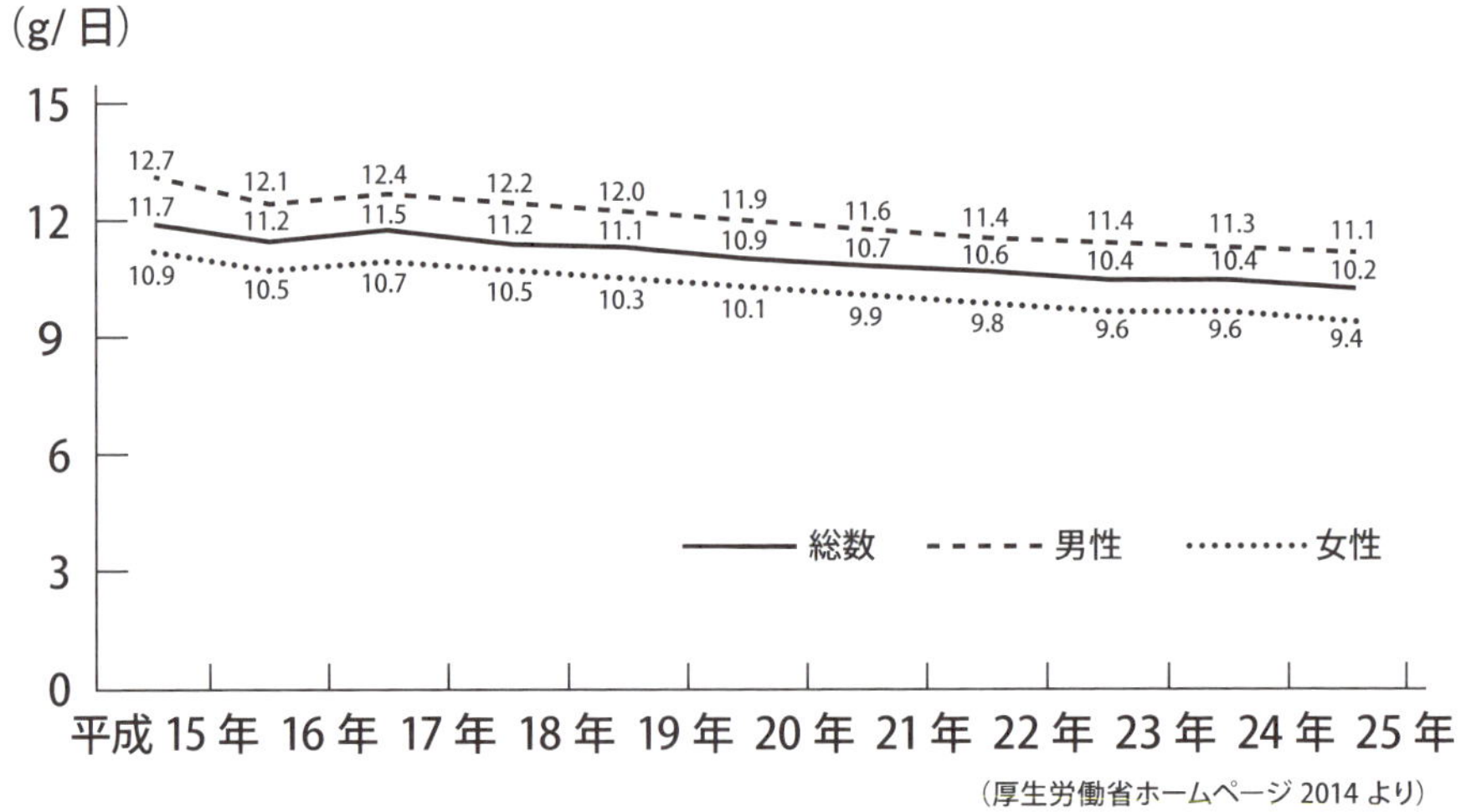

（厚生労働省ホームページ 2014 より）

日本人の食塩摂取量の目標値は、2015 年にさらに引き下げられたものの、いまだにほとんどの日本人の食塩摂取量はこれを超えている

上手な減塩のコツを知っておこう！

コツ3 カリウムを多く含む食材をとる

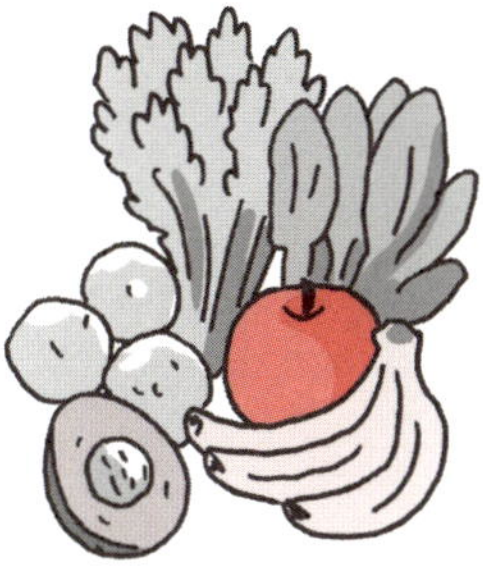

カリウムには、体内の余分な塩分（ナトリウム）を排出してくれる働きがある

コツ2 味噌汁に野菜をたくさん入れる

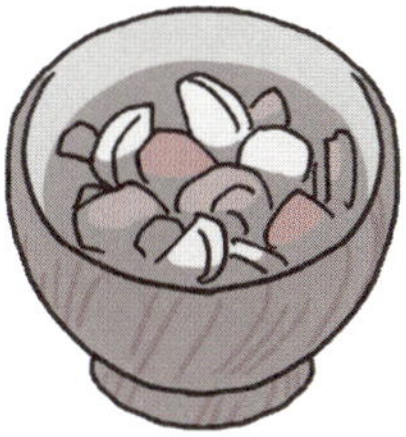

具だくさんにすることで味噌の塩分の摂取量を減らすだけでなく、野菜自体にも血圧を下げる効果がある

コツ1 加工食品や外食を食べる回数を減らす

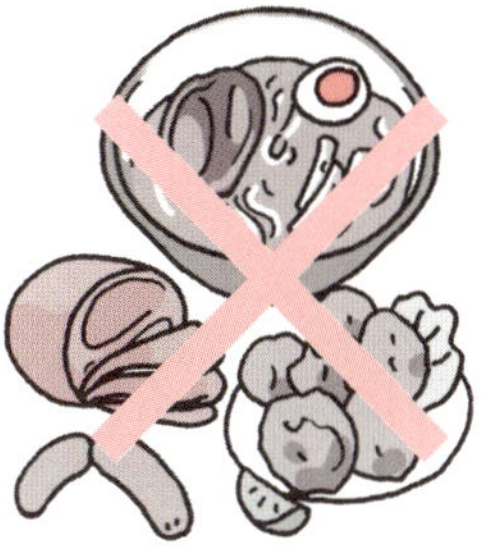

加工食品や外食のメニューには、多くの塩分が含まれている。食べる回数を減らせなければ、食事の量にも注意しよう

調味料に含まれる塩分の多さランキング

調味料に含まれる塩分にも注意！

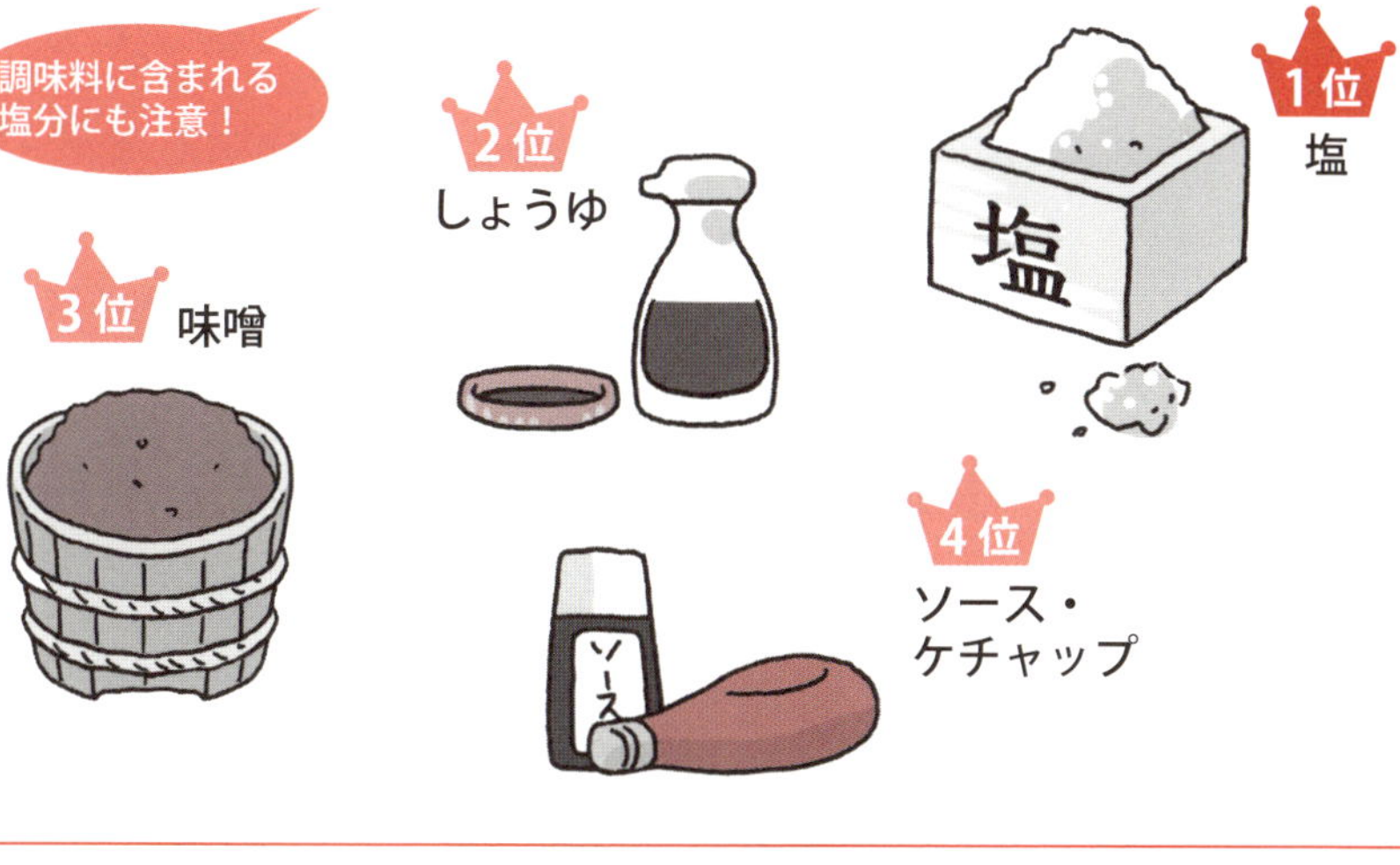
1位
塩
塩
2位
しょうゆ
3位
味噌
4位
ソース・
ケチャップ
ソース

塩分だけでなく「糖質」も怖い

血管の健康を保つためには、塩分を控えることも大切ですが、もうひとつ注意していただきたいものがあります。それが糖質です。

糖尿病は、まさに糖質と関係する病気です。インスリンが不足することにより血糖（血液中のブドウ糖）を下げられなくなるのが糖尿病ですが、そもそも過剰な糖は血管の大敵です。

血液中の過剰な糖は、活性酸素を出し、それが血管内皮細胞を傷つけてしまいます。そうして傷ついたところにコレステロールなどがたまってしまうと、動脈硬化を引き起こします。毛細血管の場合は血管がもろく傷つきやすくなり、やがて壊れてしまいます。この毛細血管が壊れたことで起こってくるのが、糖尿病の合併症なのです。

健康診断では空腹時血糖などをもとに糖尿病かどうかをチェックしていますが、実は空腹時血糖は異常がなくても、食後短時間で異常に血糖値が高くなる「食後高血糖」の人もかなりいることがわかっています。これは「血糖値スパイク」と呼ばれ、最近注目を集めています。

血糖値スパイクの状態は一種の「隠れ糖尿病」であり、食後高血糖が起きている人は血糖値が高いという自覚がないまま、毛細血管の劣化が進んでいる可能性があります。

血管の健康を考えるなら、高血圧に注意するのはもちろんのこと、高血糖にならないようにすることが大切です。そのポイントは、食事、特に糖質のとり方にあります。具体的なポイントは次項で説明しましょう。

血糖値の変化

正常な血糖値

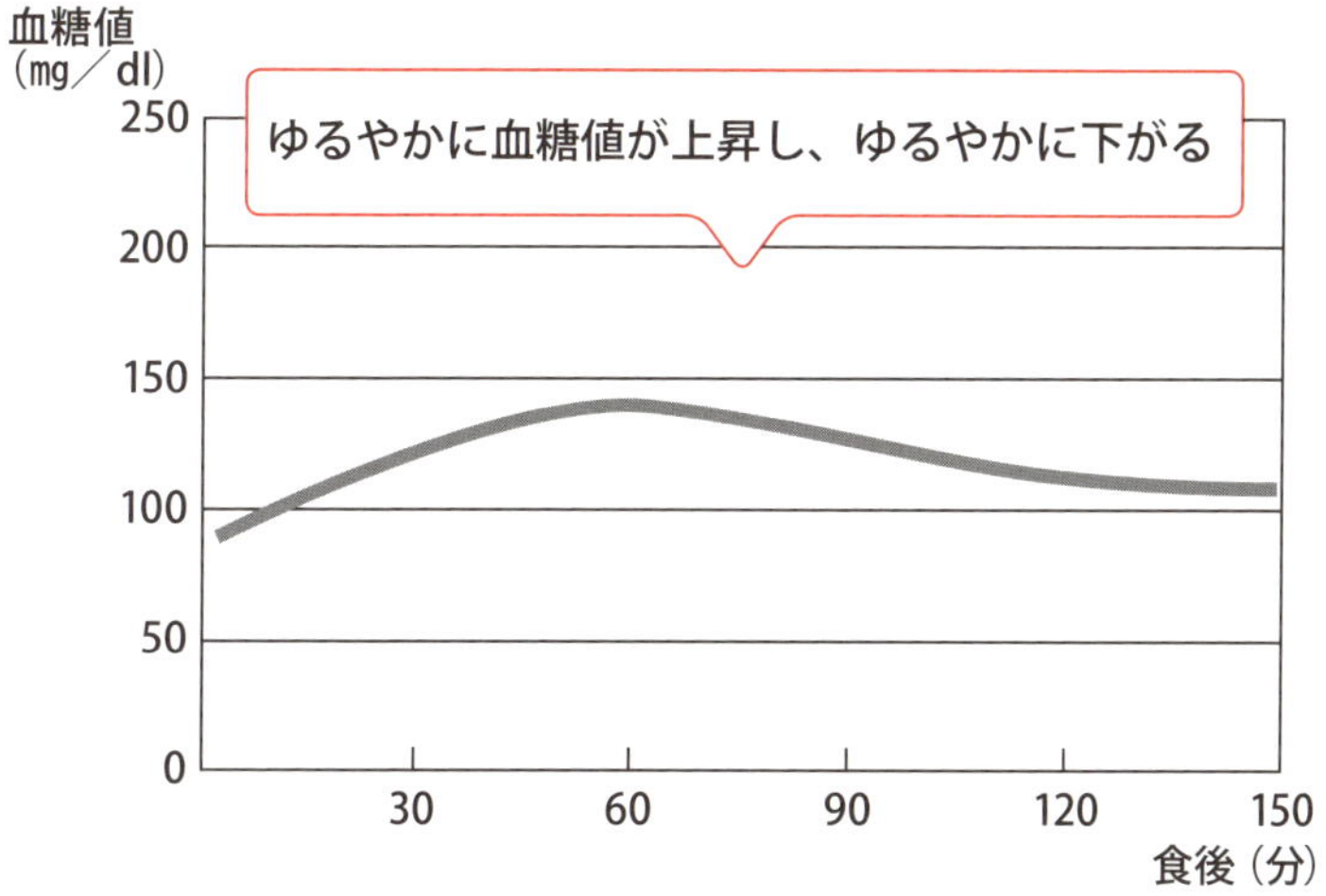

食後高血糖の血糖値

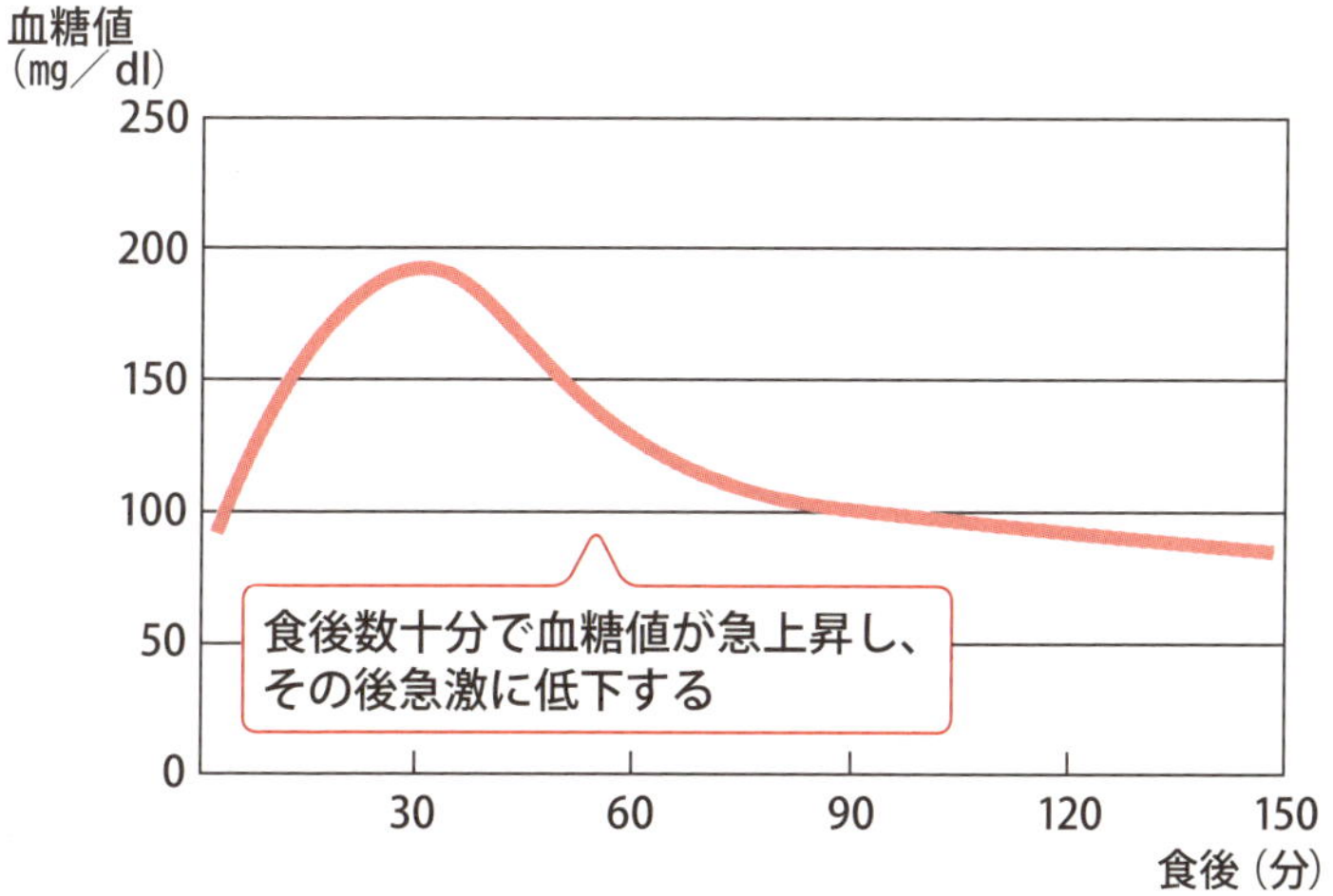

血管に負担をかけない「食べ順」とは

食事は生きていくうえでの楽しみのひとつですが、どんなにいい栄養をとっても、それが毛細血管を通じて全身に届けられなければ、意味がありません。栄養は、必要なときに必要な場所で利用されて、はじめて効果を発揮するのです。反対に、いくら体にいいものでも、体にとって必要以上にとりすぎれば、それは利用されずに排泄されてしまいます。つまり、バランスとタイミングが重要だということです。また、血管にとって有害となるものを入れないことも大切です。それらを踏まえて、血管にいい食べ物、食べ方について解説していきましょう。

食事のとり方にはコツがあります。それはGI値が低いものから食べることです。GI（グリセミック・インデックス）値とは、ある食品を食べたときに、血糖値がどれだけ速く上がるかを、ブドウ糖を100とした場合で比較する数値です。ご飯やパン、パスタ、ジャガイモ、トウモロコシなど、糖質を多く含むものは、高GI（70以上）です。それに対し、肉や魚、乳製品、豆類などのたんぱく質を多く含む食品は、低GI（55以下）です。脂質も、血糖値をそれほど上げません。血管内の糖が過剰になると、内皮細胞を傷つけてしまいます。血管の健康を保つためには血糖値を急激に上げない食べ方をすることが大切です。そこでおすすめしたいのが、食べる順番に気をつけること。野菜や海藻などの食物繊維を最初に食べること。これらの食品はGI値が低い上に、糖質の吸収をゆるやかにしてくれる効果があるのです。次に肉や魚などのたんぱく質をとり、最後にご飯やパンなどの糖質をとるようにすれば、血糖値をゆっくりと上げていくことができます。

GI値が低いものから食べよう

食品	GI値	食品	GI値
餅	85	卵	30
精白米	84	牛乳	25
胚芽米	70	プレーンヨーグルト	25
玄米（五分づき）	58	ジャガイモ	90
玄米	56	サツマイモ	55
フランスパン	95	トウモロコシ	70
食パン	91	トマト	30
ライ麦パン	58	キュウリ	23
全粒粉パン	50	キャンディ	108
うどん	80	菓子パン	95
そうめん	68	スイートチョコレート	91
スパゲティ	65	アーモンド	30
ビーフン	87	ピーナッツ	28
春雨	50	コーヒー	16
十割そば（そば粉100%）	59	緑茶	10
肉類	45～49	紅茶	10
魚介類	40前後	白砂糖	110
豆腐	42	黒砂糖	99
納豆	33	はちみつ	88
チーズ	35	みりん	15

なるべくGI値が低い食材から食べるようにする。食べる順番は、①野菜や海藻などの食物繊維を含むもの→②肉や魚などのたんぱく質→③ご飯やパン（糖質）にすることで、糖質の吸収がゆるやかになり、血糖値の急上昇を防ぐ

血管にいい脂肪、悪い脂肪

　血管にとって脂肪は大敵と思っている人は多いのではないでしょうか。実際、血管内にたまった脂肪は、プラークという塊をつくり、血管を詰まらせてしまいますから、脂肪には注意が必要です。特に、マーガリンやショートニングに多く含まれるトランス脂肪酸は、海外では規制されています。トランス脂肪酸は、もともと植物性油脂を原料にしている、人工的につくられた油です。バターなどの動物性油脂は冷えると固まりますが、マーガリンを冷蔵庫に入れても固まらないのはそのためです。血管との関連でいえば、トランス脂肪酸はいわゆる悪玉といわれるＬＤＬコレステロールを増やし、一方で善玉であるＨＤＬコレステロールを減らしてしまうという論文も出ています。つまり、大量にとりすぎると、動脈硬化のリスクを高めるということです。

　一方で、血管にいい脂肪もあります。それがＥＰＡ（エイコサペンタエン酸）、ＤＨＡ（ドコサヘキサエン酸）という脂肪酸です。この2つの油はいずれも不飽和脂肪酸のオメガ3系という種類に属しており、日本の高血圧の食事指導でも摂取が推奨されています。ＥＰＡは血小板凝集抑制効果、いわゆる血液サラサラ効果があるため、動脈硬化や心筋梗塞などの予防効果があることがわかっています。また、ＤＨＡは脳の情報伝達をスムーズにする働きがあり、記憶力をアップさせる効果があります。ＥＰＡとＤＨＡを多く含む食品は、何といってもマグロやサバ、サンマ、イワシなどの青魚です。魚が苦手な人は、サプリメントで摂取する方法もありますので、血管と脳の若さを保つために、取り入れてみてはいかがでしょうか。

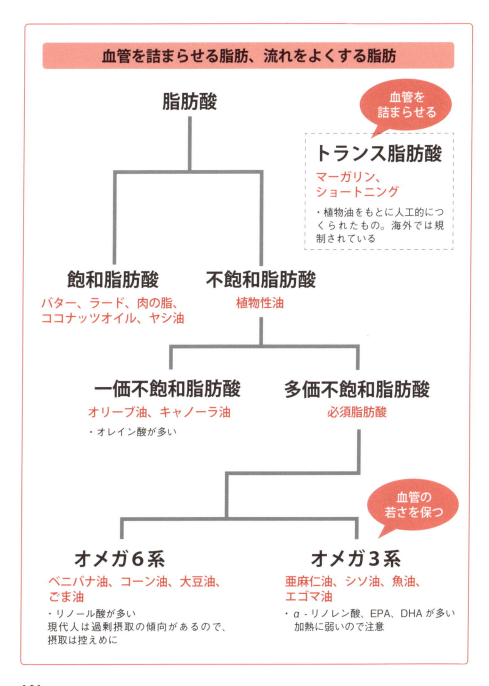

血管を詰まらせる脂肪、流れをよくする脂肪

脂肪酸

血管を詰まらせる

トランス脂肪酸

マーガリン、
ショートニング

・植物油をもとに人工的につくられたもの。海外では規制されている

飽和脂肪酸

バター、ラード、肉の脂、
ココナッツオイル、ヤシ油

不飽和脂肪酸

植物性油

一価不飽和脂肪酸

オリーブ油、キャノーラ油

・オレイン酸が多い

多価不飽和脂肪酸

必須脂肪酸

オメガ6系

ベニバナ油、コーン油、大豆油、
ごま油

・リノール酸が多い
現代人は過剰摂取の傾向があるので、
摂取は控えめに

血管の若さを保つ

オメガ3系

亜麻仁油、シソ油、魚油、
エゴマ油

・α-リノレン酸、EPA、DHAが多い
加熱に弱いので注意

血管を傷つけるフリーラジカルの問題点

「抗酸化作用」や「抗酸化物質」という言葉をよく聞くようになりました。酸化とは、いわばサビのことです。「抗酸化」とは、サビから身を守り、老化を防ぐことです。私たちが生きて活動している限り、体内にある一つひとつの細胞も酸化して（サビて）いきます。この酸化を引き起こしている犯人が、フリーラジカルです。酸化反応は、ある種の原子や分子によって引き起こされます。その酸化反応を引き起こす原子や分子のことをフリーラジカルといいます。

では、なぜフリーラジカルが生まれるのか？　カギを握るのはミトコンドリアです。ミトコンドリアは私たちの細胞に存在する小器官で、エネルギーを産生する働きがあります。ミトコンドリアは食事から摂取した栄養や呼吸から得た酸素を使ってエネルギーを産生しますが、その過程で細胞や遺伝子を傷つけ、酸化させ、フリーラジカルを発生させてしまうのです。フリーラジカルは、喫煙や紫外線を浴びること、精神的なストレスによっても増えていきます。

一方で、人間は同時にフリーラジカルに対抗する機能も持っています。それが冒頭でお話しした「抗酸化物質」です。具体的にはＳＯＤ（スーパーオキシドディスムターゼ）という抗酸化酵素で、フリーラジカルを中和して無害化する作用があります。ただ、年齢とともにＳＯＤの産生は減っていきます。また、私たちは自らフリーラジカルを強力に中和する抗酸化物質をつくり出すこともできます。それが前にも紹介したメラトニンというホルモンです。メラトニンはこれまで発見された抗酸化物質のなかで、もっとも強い抗酸化作用を持っていることが確認されています。

フリーラジカルが老化を促進させる

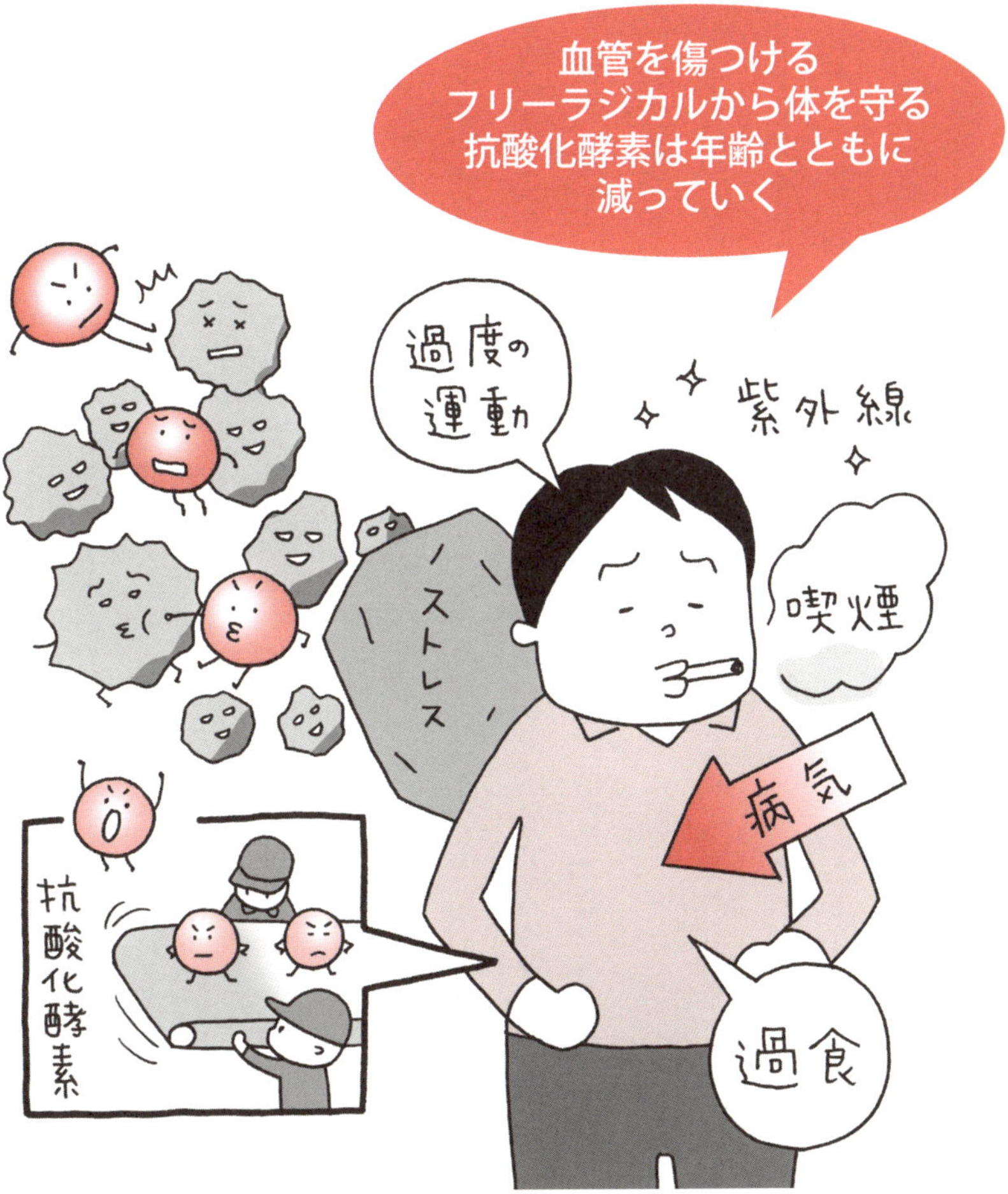

加齢とともにフリーラジカルは増えていき、細胞を傷つけ、遺伝子を傷つけ、血管や臓器も傷つけていく。フリーラジカルはストレスや喫煙、紫外線や過度の運動などでも増加する。同時に、フリーラジカルから体を守る抗酸化酵素を産生するものの、加齢とともにその量も減っていく

抗酸化食品で体のサビとりをしよう

食べ物のなかにも抗酸化作用があるものがたくさんあります。血管だけでなく全身の老化の原因となる活性酸素は、できるだけ排除しておくことが大切です。代表的な抗酸化栄養素はビタミンAとCとE。

ニンジンなどに含まれるβ《ベータ》-カロテンは、体内に入るとビタミンAに変化し、活性酸素ができるのを防ぎます。ビタミンCはかんきつ類やベリー類の果物、パプリカやピーマン、ジャガイモなどに多く含まれています。ただし加熱すると栄養素が半分くらいに減ってしまうので、できれば生でとることをおすすめします。ビタミンEは小麦胚芽やナッツ類、ホウレンソウ、芽キャベツ、卵などに多く含まれています。カラフルな色の緑黄色野菜全般が、さまざまなビタミンを多く含む抗酸化食品ともいえます。意識して食卓にのせるようにしましょう。ミネラルのひとつ、亜鉛も抗酸化力の高い栄養素です。亜鉛が多いのはなんといっても牡蠣《かき》。そのほかに魚介類や肉類なども、亜鉛が多い食品です。また、赤ワインや緑茶に多く含まれているポリフェノールも強い抗酸化作用を発揮します。そのほかに、ブロッコリー、タマネギ、リンゴ、大豆、ココア、コーヒーなどにも含まれています。トマトの色素であるリコピン、サケやエビ、カニに含まれるアスタキサンチンもおすすめの抗酸化食品です。

血管の健康を保つには、不要なものをできるだけ取り込まないこと、そして、取り込んでしまったものを排除してくれる掃除役（抗酸化食品）に活躍してもらうことがポイントです。

抗酸化栄養素で体のサビを除去しよう

栄養素	多く含まれる食材
ビタミンA	ニンジン、卵黄、ホウレンソウ、コマツナ、鶏レバー、豚レバー、ウナギ
ビタミンC	ピーマン、ブロッコリー、柑橘類、イチゴ、アセロラ、パプリカ
ビタミンE	ナッツ類、小麦胚芽、ホウレンソウ、芽キャベツ、卵、アボカド、カボチャ
亜鉛	牡蠣、魚介類、肉類
ポリフェノール	赤ワイン、緑茶、ブロッコリー、タマネギ、リンゴ、大豆、ココア
リコピン	トマト、スイカ、ニンジン、柿、パプリカ
アスタキサンチン	サケ、エビ、カニ、イクラ

「腹八分目」で血管が若返る

私の親友であるマサチューセッツ工科大学レオナルド・ガレンテ教授の研究グループは、2000年に長寿遺伝子を発見しました。長寿遺伝子がオンになると、生物の寿命がのびます。そのスイッチを入れるのが、「カロリーリストリクション（カロリー制限）」です。具体的には、食事の量を総摂取カロリーの7〜8割にすることで、長寿遺伝子がオンになります。単なるカロリー制限ではなく、栄養バランスのとれた食事という前提で、1回の食事量を減らし、一日平均で7〜8割減にもっていきます。昔からいわれる「腹八分目」は、医学的にも根拠があったのです。

私たちの細胞は分裂して新しい細胞を複製することで、生命を維持しています。その細胞分裂の際、染色体の先端にあるテロメアという部分が短くなります。このテロメアによって細胞分裂の回数は決められています。細胞分裂ができなくなると、その細胞は死を迎えます。

しかし長寿遺伝子から分泌されるたんぱく質が、テロメアを保護する働きがあることがわかってきました。細胞には最初1万塩基ほどのテロメアがありますが、細胞分裂により、それが1年で50塩基ぐらいずつ減少していきます。テロメアが5000塩基まで減ると、細胞分裂できなくなります。しかし長寿遺伝子をオンにするとテロメアが保護され、その結果、血管内皮細胞はもちろん、ほかの細胞も長持ちして、寿命がのびる可能性があると考えられます。また、最近の研究では長寿遺伝子は時計遺伝子とリンクしているということもわかってきました。少食とあわせて、体内時計に合わせた生活をすることが、長寿の秘訣であるといえるでしょう。

カロリー制限で寿命が延びる⁉

カロリーリストリクションとは？

カロリーリストリクションとはカロリー制限のこと。ただし、その目的はダイエットではなく、アンチエイジング。カロリー制限で、長寿遺伝子のスイッチをオンにすること。長寿遺伝子は、カロリー過多や満腹の状態では働かない

↓

どんな食べ方をするの？

食事の回数を減らすのではなく、1回の食事量を減らす。つまり、昔からいわれているような「腹八分目」の食事をすることが大切

腹八分目の食事のコツ

器を小さいものに変える

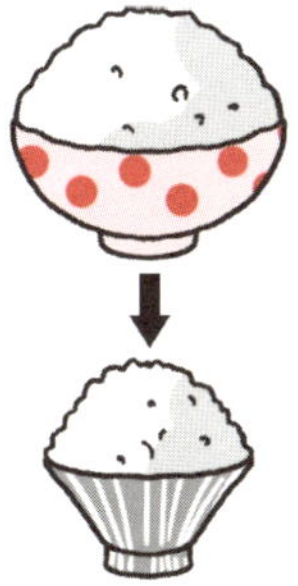

よく噛んで、ゆっくり食べる

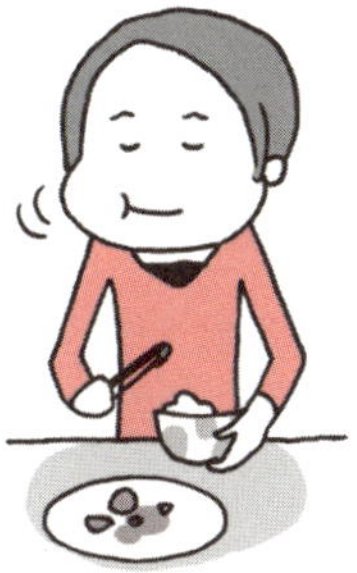

つくりすぎない、大皿に盛らない

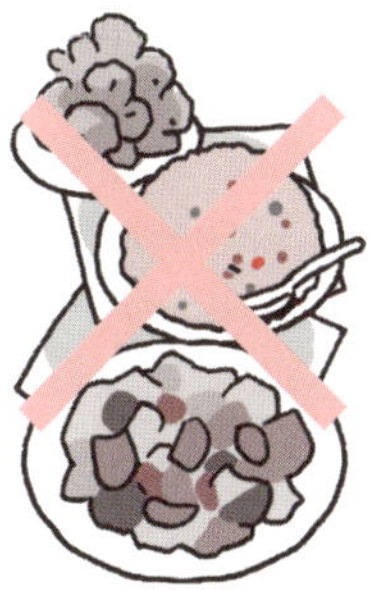

温かい汁物や、野菜から食べる

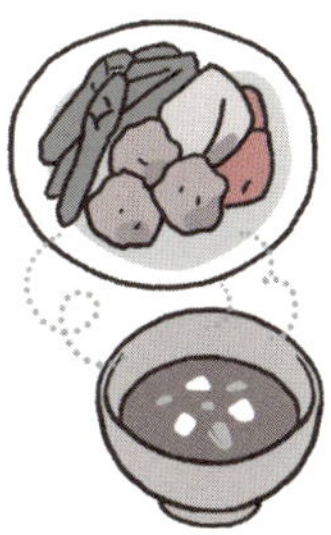

column

血糖値を下げる唯一のホルモン・インスリン

インスリンは血糖の運び屋

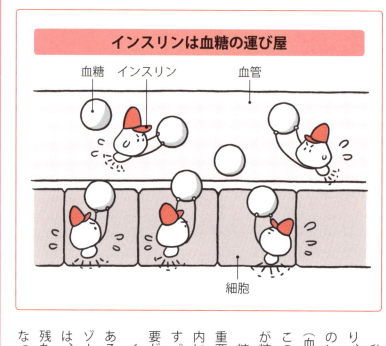

私たちの体内には数百種類以上のホルモンがあり、本書のテーマである毛細血管と関係が深いものにインスリンがあります。インスリンは血糖値（血液中のブドウ糖の濃度）を下げる働きがあり、このインスリンの働きが低下することで起こるのが糖尿病です。

糖質は私たちの体のエネルギー源となる非常に重要な栄養素ですが、過剰な糖は脂肪となって体内に蓄積したり、血管を傷つけたりしてしまいます。そのため、適切な濃度になるよう調整する必要があるのです。

インスリンが血糖値を下げる唯一のホルモンである一方、血糖値を上げるホルモンには、コルチゾールやアドレナリンなど数種類あります。それは、飢餓《きが》との闘いであった私たち人間の祖先の名残なのですが、飽食の今はかえって病気の原因となってしまっているのです。

第4章

ホルモンと自律神経が決め手！毛細血管を強くするヒント

ホルモンと自律神経は、体の二大制御機構

毛細血管にしっかり働いてもらうためには、ホルモンと自律神経を味方につける必要があります。ホルモンと自律神経は、体の二大制御機構と呼ばれています。ホルモンは血液のなかを移動し、ゆっくり作用するという持続性があるのに対し、神経のひとつである自律神経はすばやく伝わるという違いがあります。

ホルモンは、体を制御するために特定の器官（臓器）でつくられ、特定の細胞で作用する化学物質で、毛細血管を通じて運ばれています。それぞれのホルモンには決まった受容体（レセプター）があり、その受容体でキャッチされることではじめて作用します。また、非常に微量でも作用し、脳にある視床下部では、常に適量になるようその分泌量を調整しています。

ホルモンというと、女性ホルモンや男性ホルモンなどの性ホルモンを思い浮かべるかもしれませんが、私たちの体内には数百種類ものホルモンがあることはすでに述べた通り。そして、体内時計の影響を受けるものと、受けないものがあります。

特にこの本のなかで重視しているのは、前者の体内時計の影響を受けるホルモンです。おもなものには成長ホルモン、メラトニン、コルチゾールなどがあります。これらのホルモンは、夜眠っている間に作用することで、体のメンテナンスをおこなっているからです。

そこで、これらのホルモンが働く夜の時間帯に、ホルモンの通り道となる毛細血管というルートをしっかり確保することが欠かせないというわけです。

体をコントロールするホルモンと自律神経

ホルモン ※分泌器官の一部

- 松《しょう》果《か》体《たい》（メラトニンなど）
- 副腎（コルチゾール、アルドステロンなど）
- 膵《すい》臓《ぞう》（インスリン、グルカゴン）
- 筋肉（成長ホルモン、テストステロンなど）
- 卵巣（エストロゲンなど）

ホルモンは特定の器官でつくられ、毛細血管を通じて体内を移動し、特定の細胞で作用する。ホルモンが分泌されていても、その細胞まできちんと運ばれなければ、体の調整がうまくいかない

自律神経

- 交感神経（昼間優位になる）
- 副交感神経（夜間優位になる）

毛細血管は、交感神経が優位になると収縮し、副交感神経が優位になると拡張する。体の隅々まで血液が流れるようにしてホルモンが行きわたるようにするには、夜の睡眠時に毛細血管を拡張させるのが理想的

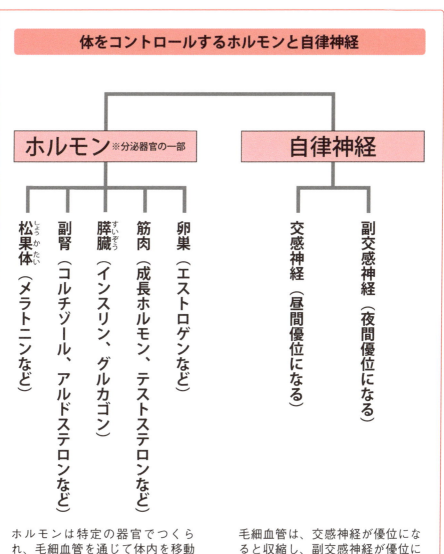

眠っている間に仕事してくれるホルモンたち

眠っている間に傷ついた細胞を修復させるために必要なのは、栄養素、酸素、そしてホルモンです。私たちの体内では、日夜数百種類のホルモンが生み出され、それらが健康を保ってくれているのです。

脳の働きに関係するもの、消化や吸収に関係するものなど、さまざまなホルモンが働いていますが、なかでも毛細血管と関係が深いのが、睡眠中に分泌され、体のメンテナンスをしてくれるホルモンです。

睡眠時間が短いと、これらの重要なホルモンが分泌されても、毛細血管がそれを全身に運んで、傷ついた細胞を修復させる時間がありません。つまり、ホルモンという素晴らしい「材料」を持っているにもかかわらず、十分に使うことができなくなってしまうのです。

最も健康で、長生きをしている人の睡眠時間は7時間といわれています。これよりも短くても、逆に長くても死亡率が高くなるというデータがあります。

また、ホルモンを十分分泌させるためには、昼間の過ごし方も重要です。昼間、太陽の光を浴びて、活動的に過ごすことで、夜間のホルモンの分泌が促されます。

要は朝と夜、メリハリのある生活をすることが大切ということです。

睡眠中に分泌され、体の再生を促したり、生体リズムを整えてくれるホルモンには、いくつか種類があります。その代表的なホルモンの特徴と分泌のしくみについて、解説していきましょう。

成長ホルモン……体の修復・再生を促す若返りホルモン

成長ホルモンが最も分泌されるのは寝入りばなの1～2時間

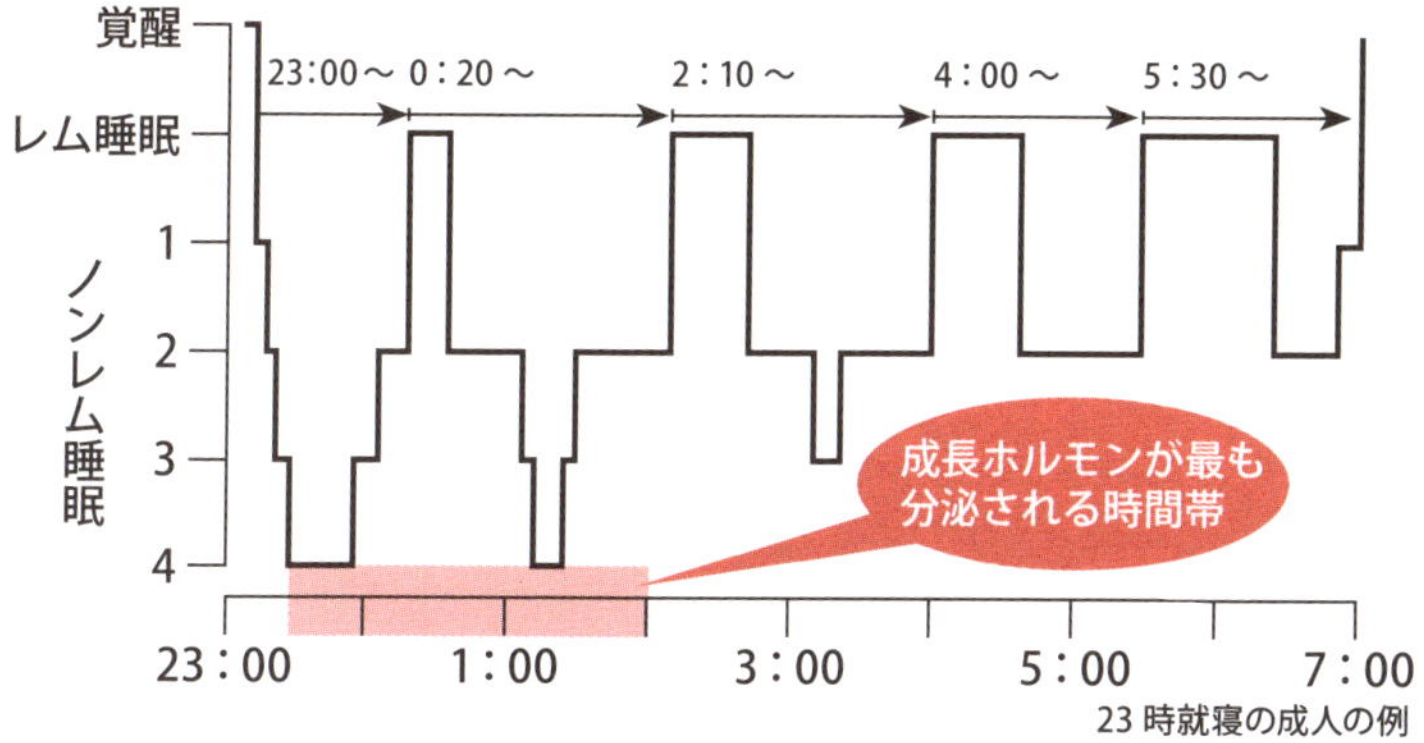

レム睡眠とノンレム睡眠のサイクルは90分サイクルで一晩に5回ほど繰り返される。成長ホルモンが最も分泌されるのは最初におとずれるノンレム睡眠中

成長ホルモンは、アンチエイジングに欠かせないホルモンで、新陳代謝を促す、メンテナンス的な役割を果たしています。もちろん健康な血管を維持するのにも欠かせません。また、脂肪を分解してエネルギーに変える働きもあります。成長ホルモンの分泌は体内時計の影響を受けず、最も深い眠りが訪れる寝入りばなの3時間に分泌のピークを迎えます。

深部体温のリズムは、部屋の温度などの外的な要因とは別に変化する、体の深部の体温の変化です。一日のなかでも朝と夜とでは深部体温の差は1度ほどあり、午後2～4時頃に最も高くなり、深夜2～4時頃最も低くなります。この体温が低い時間帯は、副交感神経が優位になり、深い眠りが得られやすいため、そこで眠るようにすることが望ましいでしょう。

メラトニン……体内の排ガスを消し去る空気清浄機

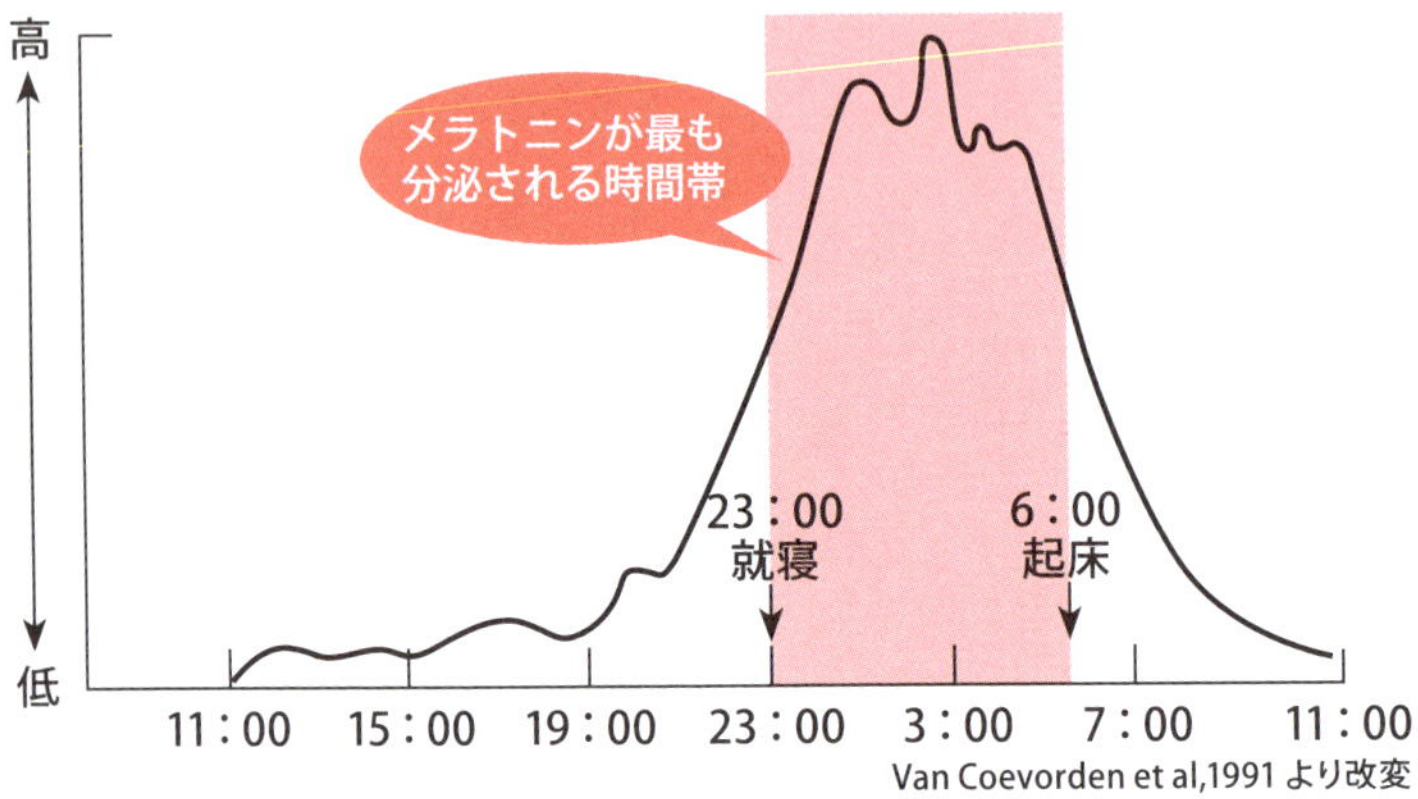

6時起床の場合、起床から15時間後の21時あたりで分泌がはじまり、23時就寝時に最も大量に分泌される

メラトニンには、①自然な眠りへと誘う「睡眠ホルモン」としての働き、②免疫細胞をつくり出す胸腺を刺激する免疫力強化の働き、③体内の排ガスともいえる活性酸素を除去する抗酸化の働きの3つがあります。メラトニンは、活性酸素を消去してくれる、いわば空気清浄機のようなものであり、最強の抗酸化物質なのです。

メラトニンを出すポイントは眠るタイミングにあります。メラトニンは、朝、太陽の光を浴びることで、その光刺激が脳に伝わり、分泌のタイマーがセットされます。脳の松果体からの分泌がはじまるのは、その15時間後。ということは、太陽の光を浴びて15時間後に眠っていないとメラトニンの恩恵が受けられないのです。曇りや雨の日の朝でも、太陽の光なら十分効果が得られます。

コルチゾール……メリハリのある生活リズムをつくる

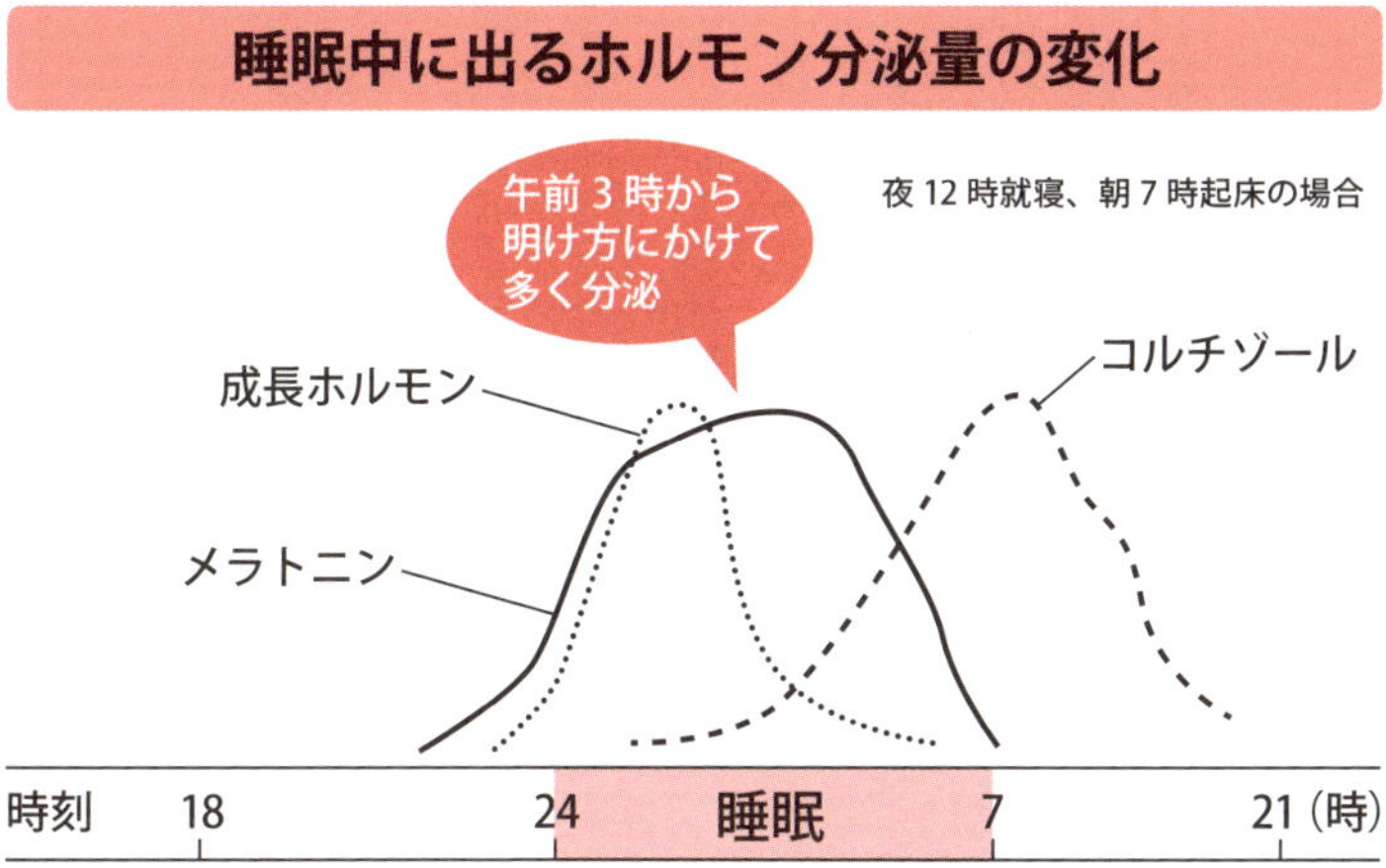

『やさしい生理学（改訂第5版）』（森本武利・彼末一之編、南江堂）より改変

睡眠中にメラトニンと成長ホルモンが分泌され、明け方にコルチゾールが分泌される

コルチゾールは、ストレスがかかったときに分泌されるストレスホルモンとしてよく知られています。血圧や血糖値を上げたり、ストレスに強くなる作用があるのですが、それが続くと胃潰瘍を引き起こしたり、脳の海馬《かいば》を萎縮《いしゅく》させることがわかっています。ストレスの多い現代社会では、コルチゾールのマイナス面のほうが強く出てしまっている状態といえます。コルチゾールの一日の分泌量は一定ではありません。午前3時頃から明け方にかけて多く分泌され、覚醒を促します。通常、早朝にピークを迎えたあとは、午後から夕方にかけて、量が減っていきます。コルチゾールには交感神経を優位にする働きもあるため、夜、副交感神経を優位にして血管をゆるめるには、コルチゾールの日内変動に合わせた生活パターンを送るのが大切です。

ほかにもある！血管に欠かせないホルモンたち

・プロスタグランジンD2……深い眠りで動脈硬化を予防する

脳を包む「くも膜」と脳室内の「脈絡叢《みゃくらくそう》」でつくられ、脳脊髄液《のうせきずいえき》に乗って脳内を循環するホルモンです。私の研究室での最新の研究で、プロスタグランジンD2には動脈硬化の予防効果があることがわかってきました。動脈硬化を引き起こす一酸化窒素の合成酵素の抑制、エンドセリンという血管収縮物質の抑制など、動脈硬化の原因物質を減らす作用があるのです。プロスタグランジンD2はノンレム睡眠時に分泌されます。つまり、深い眠りには動脈硬化の予防効果があると考えられます。

・DHEA……性ホルモンの元になる

若さを保つホルモンといわれ、性ホルモンの供給や、血管と筋肉を維持する働きがあります。過剰なストレスがかかると消費されてしまいます。やはり、ストレスは老化の元なのです。筋肉をある程度つけることで増やすことができます。

・セロトニン……脳の神経細胞を活性化する

ハッピーホルモン、幸せホルモンなどとも呼ばれ、脳の神経細胞を活性化する働きがあります。セロトニンが不足するとうつ病などの精神疾患を引き起こす可能性が高くなります。セロトニンを分泌させるには、日中に太陽の光を浴びて、活発に活動することが必要です。実は昼間分泌されたセロトニンは、夜になるとメラトニンに変化します。メラトニンを増やすには、昼間の過ごし方が大切なのです。

血管を助けてくれるホルモンたち

動脈硬化を予防する「プロスタグランジンD_2」

脳を包む「くも膜」と「脈絡叢」でつくられ、脳脊髄液に乗って脳内を循環し、ノンレム睡眠をもたらす。動脈硬化を引き起こす誘導型一酸化窒素合成酵素や血管収縮物質の抑制など、動脈硬化の予防効果があることがわかっている

性ホルモンの元になる「DHEA」

エストロゲンやテストステロンなどの性ホルモンの元となり、性ホルモンの供給や、血管や筋肉の維持などに働く、いわば若さを保つためのホルモンで、おもに副腎皮質で分泌される。DHEAが高いほど寿命が長いというデータもある

ハッピーホルモンと呼ばれる「セロトニン」

神経伝達物質のひとつ。心身の安定や心の安らぎに関与することから、ハッピーホルモンとも呼ばれている。不足すると、うつなどの精神疾患に陥りやすいといわれる。また、セロトニンはメラトニンの原料となるため、夜にメラトニンを十分に分泌させて質のいい眠りを得るためには、日中セロトニンをたくさん分泌させる必要がある。セロトニンを活性化させるためには、早寝早起きをして太陽の光を浴びることや、日中のリズム運動、腹式呼吸なども有効

体内時計と自律神経・ホルモンの関係

私たち人間は朝起きて、日中に活動し、夜になったら眠るというサイクルで暮らしています。一日約24時間のサイクルになっていて、このリズムはあらかじめ組み込まれています。これを「サーカディアンリズム（概日リズム）」といい、人間だけでなくほとんどの生物がこのリズムを持って生きています。サーカディアンリズムを刻んでいるのが「体内時計」です。私たちの生体リズムをつくり出す体内時計は、「時計遺伝子」がコントロールしています。人間の2大制御機構であるホルモン系と自律神経系も、この時計遺伝子の働きと深くかかわっています。ホルモンの分泌や自律神経の活動は、時計遺伝子の指示によって大きく変動します。

体内時計の中枢は、脳の視交叉上核《しこうさじょうかく》というところにあります。脳のなかに体内時計があることはずいぶん前から知られていましたが、最近になって、体中のほとんどの細胞にも時計遺伝子が存在することがわかってきました。つまり、体中の細胞でも、体内時計と同じように、リズムを刻んでいたのです。脳にある体内時計を「親時計」、体中の細胞にある時計を「子時計」とし、親時計と子時計は、お互いに連絡を取り合って、体全体でサーカディアンリズムを刻んでいます。実は、親時計から子時計に連絡をするとき、自律神経を使っています。たとえば朝起きて、体が活動的なリズムを刻みはじめると、それが自律神経を通して子時計にも伝わります。夜になると体がリラックスし、休息に入るリズムが自律神経を通して子時計に伝わります。また、体内時計は光の影響を受けやすくなっているため、朝起きて、明るい太陽の光を浴びれば、体内時計はリセットされます。

体内時計は光の影響を受けやすい

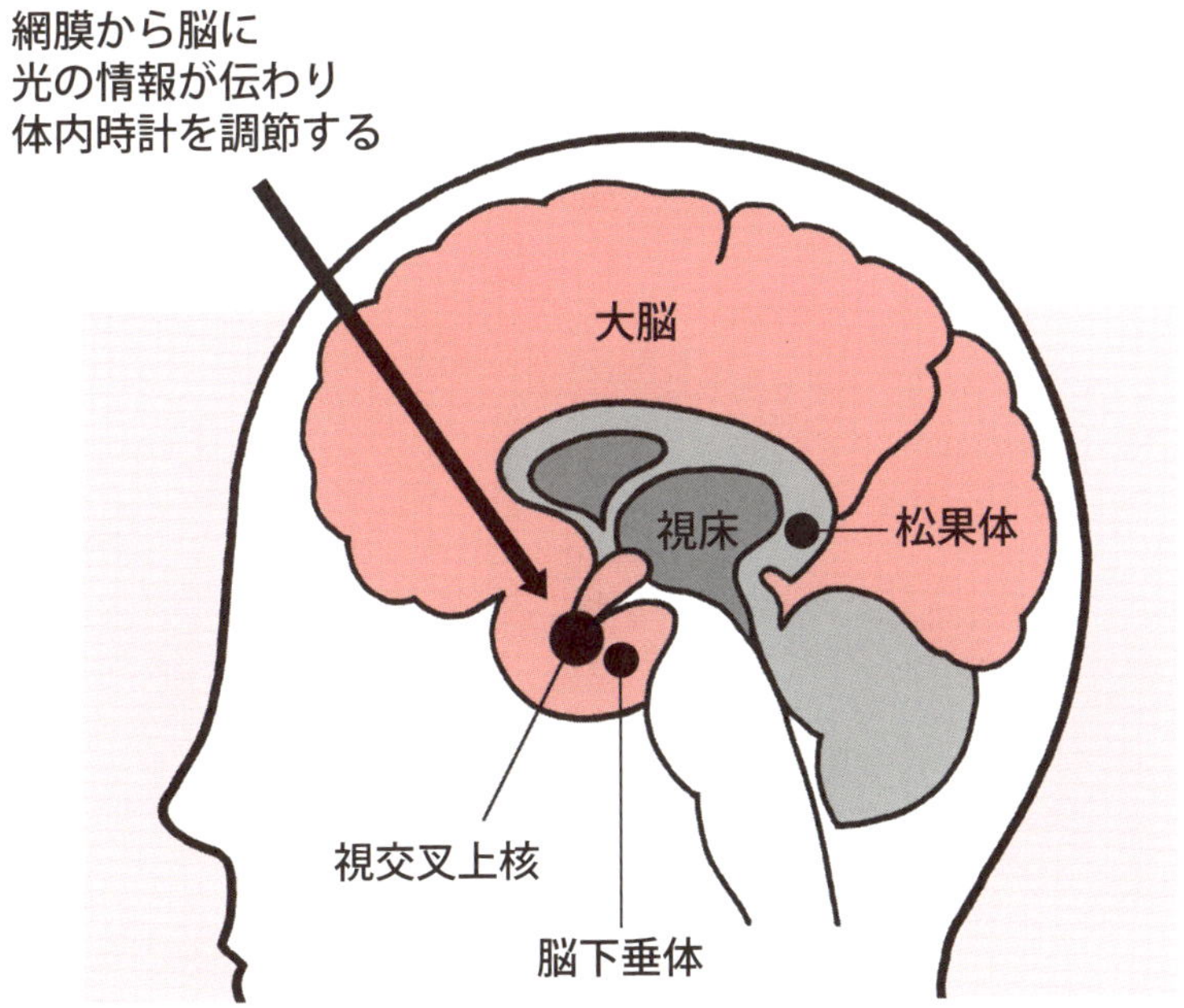

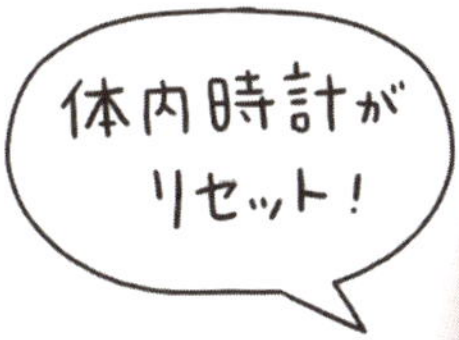

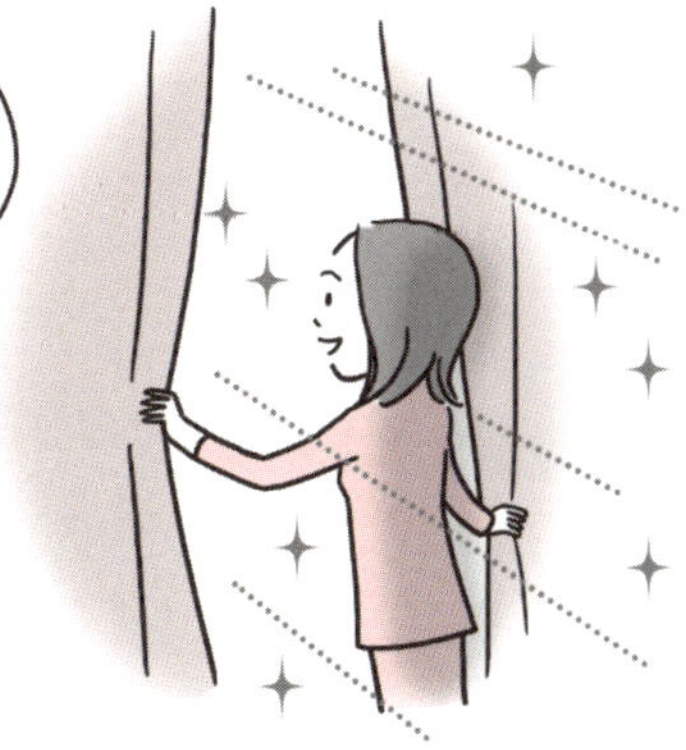

朝起きて、太陽の光を浴びることで、体内時計はリセットされ、サーカディアンリズムのずれを調整できる。本来暗いはずの夜の時間帯に明るい光を浴びてしまうと体内時計も後ろにずれ、副交感神経が十分働かなくなってしまう

寝る前の「光」が睡眠の質を左右する

光には体内時計をリセットする働きがあると述べましたが、光の使い方次第では体に悪影響を及ぼすことがあります。光が体に与える影響の大きさを示した、ある実験をご紹介しましょう。ハーバード大学で私がかかわっている実験で、スマートフォンやタブレットなどの電子端末を寝る前に使うことによって、どれくらい睡眠に差が出るのかを比較したものです。

まず参加者には、朝起きる時間や夜寝る時間、過ごす部屋の照度等、同じ条件で1週間程度過ごしてもらいます。このように参加者たちの生活リズムを同じにしてから、実験を開始します。実験参加者を2グループに分け、起床時間、就寝時間、睡眠時間、食事の時間や内容等、すべて同じように過ごしてもらいます。ひとつだけ違うのは、寝る前に1~2時間、タブレットで本を読むか、紙の本を読むか。結果はどうなったかというと、タブレットのグループは本のグループに比べて睡眠が浅くなり、入眠時間も長くなっていました。つまり睡眠の質が悪くなっていたのです。

原因として考えられるのが、パソコンやスマートフォンなどのLED液晶ディスプレイから出る「ブルーライト」という青い光です。ブルーライトは目に強い刺激を与えてしまうと同時に、視神経を刺激してメラトニンの分泌を抑えてしまいます。光を抑えたり、ブルーライトカットの眼鏡を使用した場合でも、やはりメラトニンは減少する傾向にあります。体内時計に合わせて質のいい睡眠を得ることを考えると、少なくとも寝る2時間前にはテレビを観たり、スマートフォンやパソコン、タブレットを使ったりするのは控えたほうがいいでしょう。

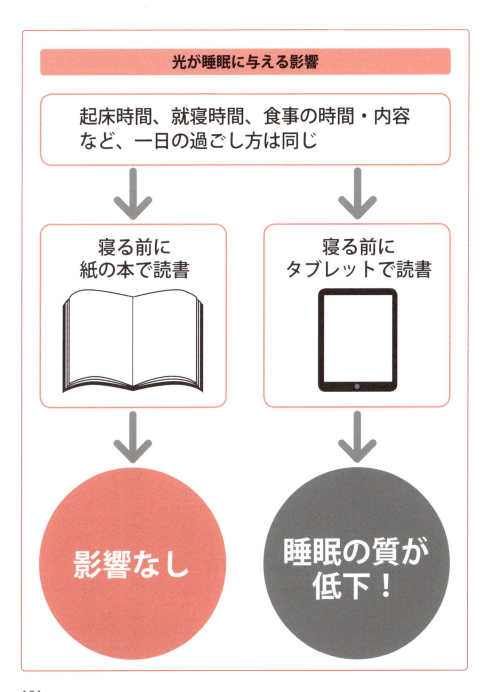

光が睡眠に与える影響

起床時間、就寝時間、食事の時間・内容
など、一日の過ごし方は同じ

↓

寝る前に
紙の本で読書

↓

影響なし

↓

寝る前に
タブレットで読書

↓

睡眠の質が
低下！

免疫力がアップする時間がある

　免疫力とは、私たちの体にもともと備わっている、病原体から体を守る力のこと。睡眠はこの免疫力のアップにもかかわっていて、毛細血管が重要な働きをしています。なぜなら、毛細血管は免疫系をつかさどるところにもたくさん張りめぐらされているからです。風邪をひきそうなときに、一晩寝て朝起きたら治ってしまったという経験がある人は多いでしょう。これは、しっかり休んだからというだけではなく、寝ている間に体がメンテナンスされ、免疫力が高まってウイルスを退治したからでもあります。また、免疫はウイルスなどの外敵から体を守るだけではなく、体内で発生したがんも退治する働きを持っています。質のいい睡眠をとることによって、私たちは自分自身の体を守っているのです。

　免疫にかかわっているおもな細胞には、顆粒球《かりゅうきゅう》、リンパ球（T細胞とB細胞）、マクロファージ、樹状《じゅじょう》細胞などがあり、なかでも顆粒球やリンパ球はまとめて白血球と呼ばれます。顆粒球はおもに体内に侵入してきた細菌や真菌などを飲み込み、感染を予防する働きがあります。一方、リンパ球はウイルスやがん細胞などと闘います。これらの免疫担当細胞は自律神経にも関係があり、交感神経が優位に働く日中には、顆粒球が活発に働きます。副交感神経が優位に働く夕方以降から睡眠中は、リンパ球が活発に働きます。つまり、睡眠がしっかりとれていないと、ウイルスやがん細胞を攻撃できず、増えてしまう可能性があるということです。しっかり睡眠をとれば、リンパ球が活性化し、免疫力をアップさせることができるのです。

自律神経と免疫の関係

副交感神経優位

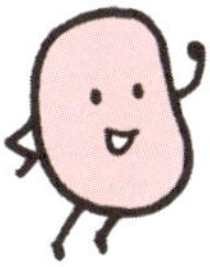

リンパ球
が活発

ウイルスやがん細胞など比較的小さな物質を処理する

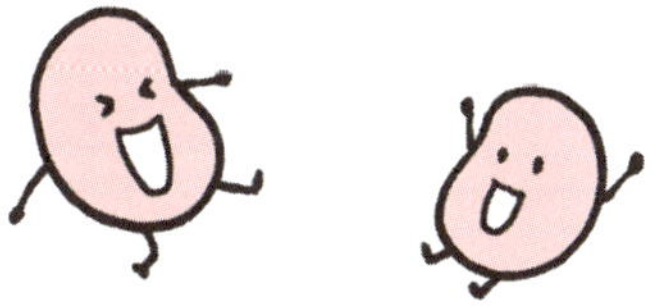

副交感神経が優位になる夕方から夜にかけては、比較的小さなサイズのウイルスやがん細胞に対応するリンパ球が活発に働き免疫力をアップさせる

交感神経優位

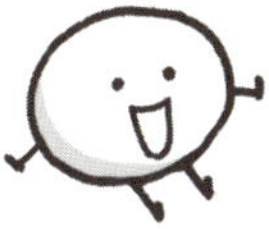

顆粒球
が活発

大きいサイズの細菌や真菌などを丸ごと飲み込む

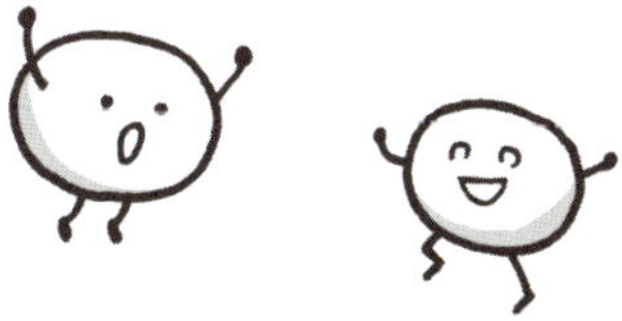

交感神経が優位な日中は、比較的大きいサイズの細菌に対応する顆粒球が活発に働き、感染などから身を守る

column

自律神経のバランスより大切な「自律神経力」

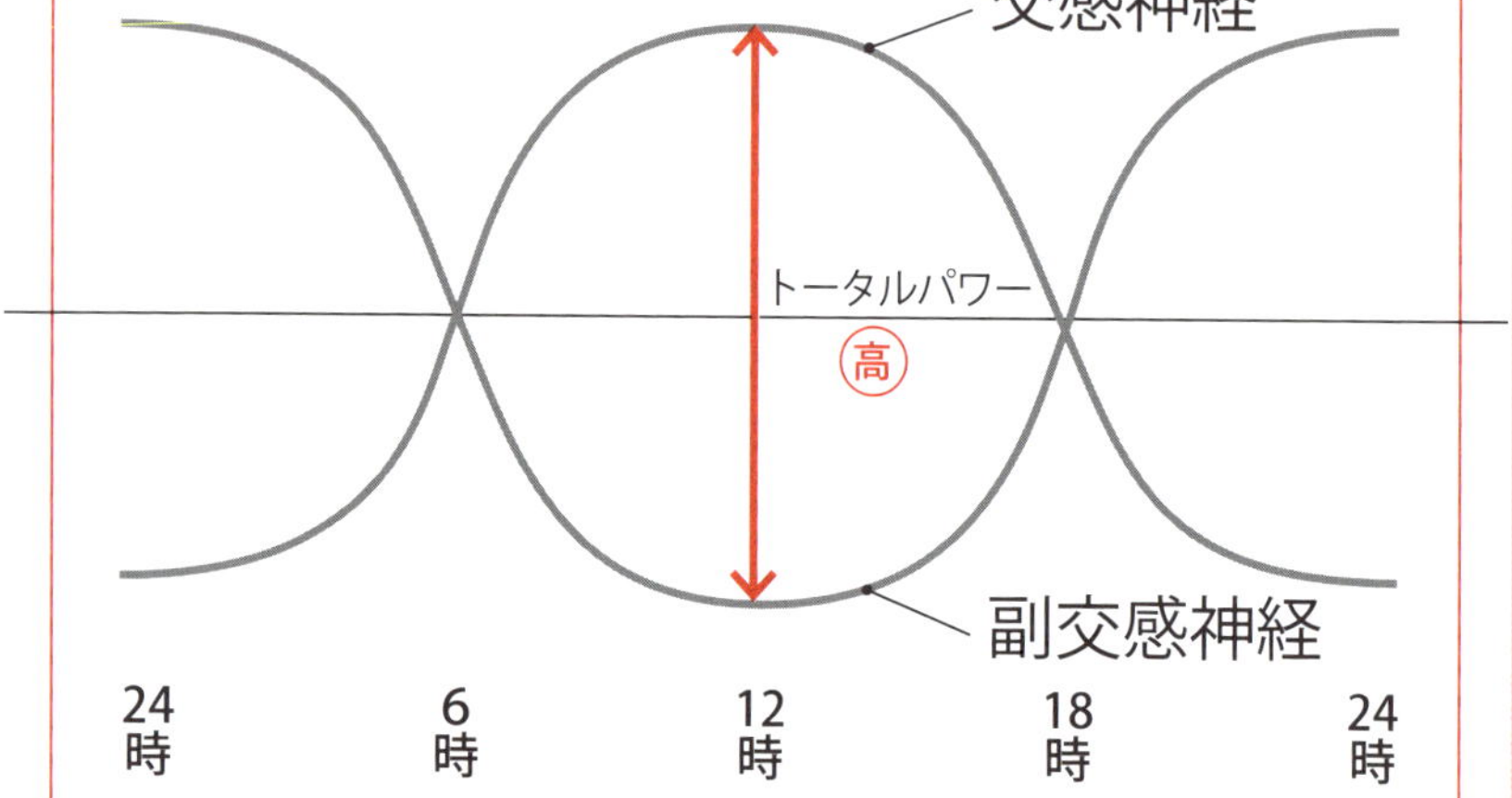

本書のなかで何度も登場する自律神経。自分の自律神経がどのような状態なのか、みなさんも気になるところではないでしょうか。

自律神経は、これまでも心電図計などを使って計測することができましたが、リアルタイムの変化を把握することはできませんでした。そこで私が開発したのが、心拍変動をもとに自律神経の状態を測る小型のセンサーです。直接体に貼って計測する「ヘルスパッチ」は、アメリカや日本で導入されつつあります。またその簡易型として、スマートフォンで計測する「バイタルテラス」というアプリも開発しました（２０１７年発売予定）。

いずれの器械も、脈拍を読み取り心拍変動を解析することで、自律神経のバランスやトータルパワーがわかります。トータルパワーは「自律神経力」とでもいうべきもので、元気度、疲労度の指標になります。

自律神経は、日中交感神経が優位になり、副交

自律神経のトータルパワーが落ちている状態

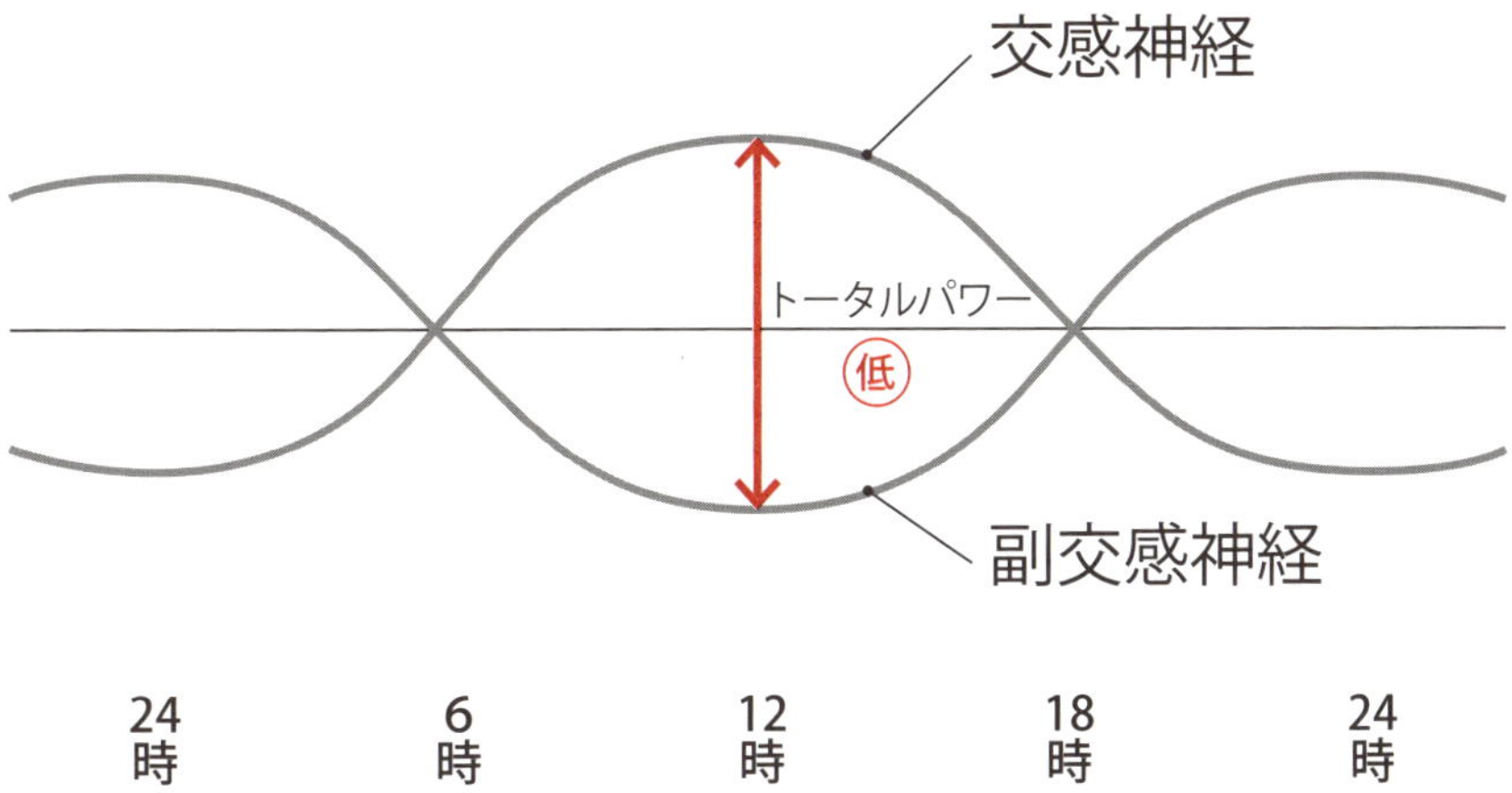

感神経が優位になるのが理想的な状態です。そのため、この2つの神経のバランスがとれていることが大切なのですが、一見バランスがとれているようでも、実は自律神経のトータルパワー自体が落ちていることがあります。

たとえば毎晩遅くまで仕事をしていて交感神経の緊張状態が夜中まで続き、なかなか寝付けないという場合、交感神経が高く副交感神経が低くなると思うかもしれませんが、交感神経も副交感神経も下がってきてしまうのです。

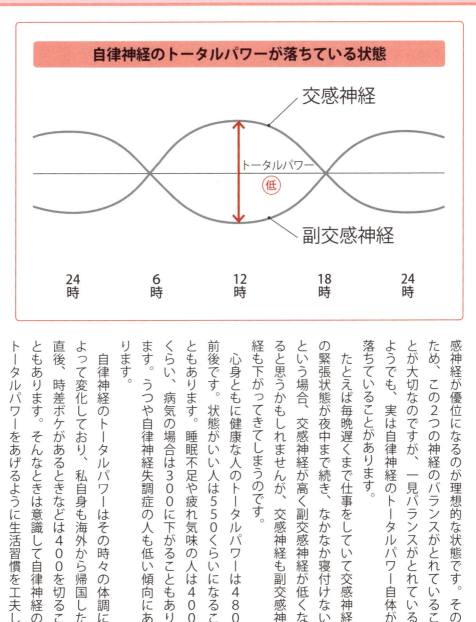

心身ともに健康な人のトータルパワーは480前後です。状態がいい人は550くらいになることもあります。睡眠不足や疲れ気味の人は400くらい、病気の場合は300に下がることもあります。うつや自律神経失調症の人も低い傾向にあります。

自律神経のトータルパワーはその時々の体調によって変化しており、私自身も海外から帰国した直後、時差ボケがあるときなどは400を切ることもあります。そんなときは意識して自律神経のトータルパワーをあげるように生活習慣を工夫し

column

ます。

一番手っ取り早い方法は、体内時計を合わせること。なるべく起床時間を同じにして、睡眠時間をしっかり確保するようにします。今は睡眠の質を計測できるスマートフォンのアプリもたくさんあり、私も開発にかかわった「スリープデイズ」というアプリは、睡眠中の体の動きを感知することで入眠までの時間や眠りの深さがわかります。こうしたものを利用するのもいいでしょう。

今の時代、夜遅くまで働いていたり朝起きる時間がまちまちだったりと、生活リズムが乱れることにより、海外を行き来していなくても時差ボケ状態になっている人は多いのではないでしょうか。だからこそ、「自律神経力」を高める意識を持つことが必要です。それは健康面だけでなく、パフォーマンス向上にも役立ちます。

私は医学的な視点をもとにアスリートにもアドバイスをしているのですが、たとえばメジャーリーガーやプロ野球選手の場合、試合のときには交感神経が計測しきれないほど上がってしまうことがあります。そこまで緊張してしまうと直前に呼吸法をしてもなかなか下がりませんし、夜も寝付けません。そこで朝や試合の数時間前から呼吸法やマインドフルネス瞑想をしてもらうと、試合時に交感神経が異常に高くなるのを防ぐことができます。そうして副交感神経とのバランスがとれ、リラックスした状態になると、実力が発揮できるようになるというわけです。

これはアスリートだけでなく、仕事やプライベートで忙しい毎日を送っている現代人全般にもいえること。日常生活のなかではプレゼンや面接、試験といった緊張する場面もあります。そんなとき、自分で自律神経をコントロールする方法を知っておけば、いざというときに役立ちます。また、ストレスの多い人は、ちょっとした隙間時間や移動中などにこうした方法をおこなうと、イライラした気分に振り回されずに、落ち着いて物事に取り組むことができるようになるでしょう。

著者紹介

根来秀行〈ねごろ　ひでゆき〉

医師、医学博士。東京大学大学院医学系研究科内科学専攻博士課程修了。ハーバード大学医学部客員教授、パリ大学医学部客員教授、フランス国立保健医学研究機構客員教授、杏林大学医学部客員教授、事業構想大学院大学理事・教授。専門は内科学、腎臓病学、抗加齢医学、睡眠医学など多岐にわたり、最先端の臨床・研究・医学教育の分野で国際的に活躍中。

『血管を「ゆるめる」と病気にならない』（小社刊）、『「毛細血管」は増やすが勝ち!』（集英社）、『ホルモンを活かせば、一生老化しない』（PHP研究所）ほか、著書多数。

ハーバード大《だい》&パリ大《だい》医《い》学研究《がくけんきゅう》からの最新報告《さいしんほうこく》

【図解《ずかい》】毛細血管《もうさいけっかん》が寿命《じゅみょう》をのばす

2017年３月１０日　第１刷
2025年２月２８日　第３刷

著　　者　根《ね》来《ごろ》秀《ひで》行《ゆき》

発 行 者　小澤源太郎

責任編集　株式会社 プライム涌光

電話　編集部　03(3203)2850

発行所　株式会社 青春出版社

東京都新宿区若松町12番1号〒162-0056
振替番号　00190-7-98602
電話　営業部　03(3207)1916

印刷　大日本印刷　　製本　フォーネット社

万一、落丁、乱丁がありました節は、お取りかえします。

ISBN978-4-413-11209-3 C0047

大好評！　ハンディな新書判

血管を「ゆるめる」と病気にならない

ハーバード大学医学研究からの最新報告

根来秀行

血管にいいのはどっち？

長時間しっかり睡眠をとる……×

毎朝起きる時間を同じにする…○

自律神経を整えて

血管を若返らせる習慣

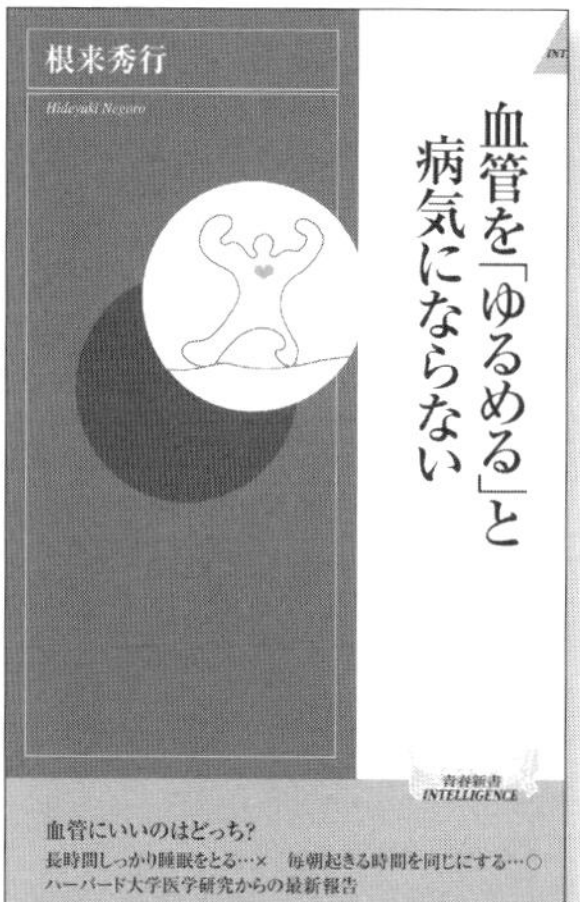

ISBN978-4-413-04424-0　830円

※上記は本体価格です。（消費税が別途加算されます）

※書名コード（ISBN）は、書店へのご注文にご利用ください。書店にない場合、電話またはFax（書名・冊数・氏名・住所・電話番号を明記）でもご注文いただけます（代金引換宅急便）。商品到着時に定価＋手数料をお支払いください。〔直販係　電話03-3203-5121　Fax03-3207-0982〕

※青春出版社のホームページでも、オンラインで書籍をお買い求めいただけます。ぜひご利用ください。〔http://www.seishun.co.jp/〕

お願い　ページわりの関係からここでは一部の既刊本しか掲載してありません。折り込みの出版案内もご参考にご覧ください。